生物篇

奇妙科学大揭秘

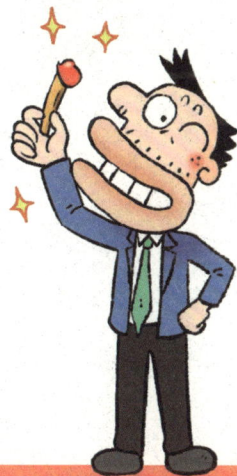

消化和吸收

韩国科学教育研究所　编写　｜　吴吉利　译

神奇的身体隧道！

山东教育出版社
·济南·

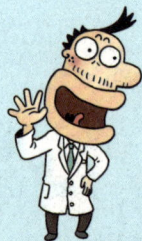

大家好呀！我是龙老师，想必你们都听说过我的大名吧？我讲的课可谓有声有色，而且我还被评为了最受欢迎的老师呢。这次校长特别请我来上科学课。校长那满满的诚意，让我实在无法拒绝。所以我精心策划了这门课，保证能让大家大吃一惊。

课堂始于提问。当我们观察这个世界时，只要有人问出"这是为什么呢"，课堂就从那一刻开始啦。现在，我来教你们怎样才能好好享受这门欢乐的科学课吧。

第一，科学课上的小伙伴们要保持好奇心，多提问题。别把科学想得太难，试着关注有什么引起你们好奇心的地方。和小伙伴们一起思考："为什么会这样呢？""怎样才能弄明白呢？"你们会发现原本觉得很难的科学也变得简单了。

第二，遇到难懂的地方，可以通过照片和图画来理解。有时候，一张图片就能让你们一下子明白复杂的科学概念和原理。所以，我特地为你们准备了许多图片。读到不太明白的地方时，看看旁边的图片，保准能让你们豁然开朗。

第三，要及时回顾所学内容，将其内化于心。课堂上大家意见纷纷，所以在课堂结束后，大家可能会理不清楚究竟学了哪些内容。别担心，我在课程中准备了重点内容总结，还用四格漫画有趣地概括了学习内容。每节课结束时还有罗喜喜同学整理的笔记，这样你们应该就可以把知识梳理得清清楚楚啦。

科学的学问可真不少啊！学科分支这么多，要学的内容也特别丰富。有些知识一下子就能明白，但有些内容可能需要多想几遍才能真正理解。不过别担心，只要你们多读几遍这本书，就一定能把每个知识点都弄得明明白白。

好啦，现在你们准备好了吗？下面我们就一起走进龙老师的欢乐科学课堂吧！

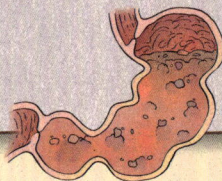

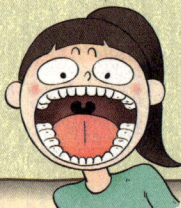

教材对应

人教鄂教版小学《科学》三年级上册"食物的消化"

人教版初中《生物》七年级下册"人体内废物的排除"

人教版初中《生物》七年级下册"人体的营养"

人教版初中《生物》七年级下册"消化和吸收"

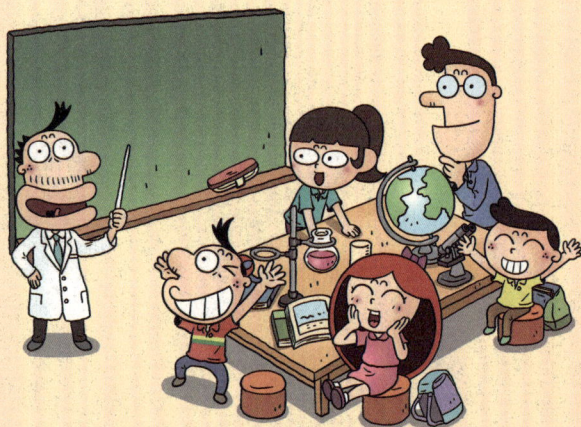

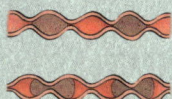

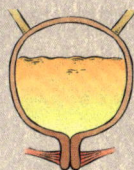

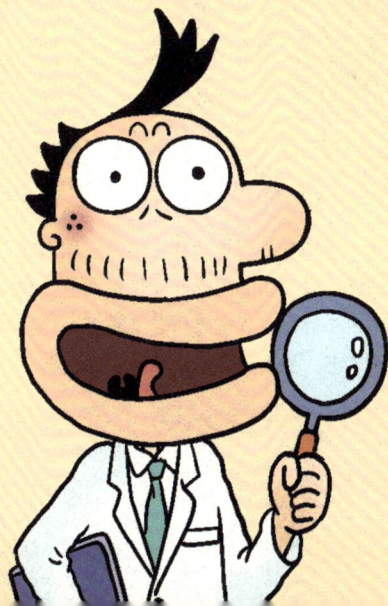

上课啦!上课啦!

龙老师

体力 ★★★
智力 ★★★★★
感性 ★★★
好奇心 ★★★★★
幽默感 ★★★★

一位充满热情的科学老师,看他那头总是朝天翘的乱发,真让人忍俊不禁。为了让科学课堂更加生动有趣,他可是什么奇思妙想都愿意尝试呢。

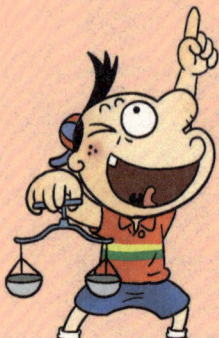

热爱美食小·达人!

何大壮

体力 ★★★★★
智力 ★★★
感性 ★★★★
好奇心 ★★★★★
幽默感 ★★★★★

爸爸总说"要长得壮壮的",这孩子还真就如愿长得虎头虎脑!性格超棒,至于成绩嘛,那就保密啦!虽然考试不是很拿手,但他总能用天真有趣的问题给课堂带来欢乐。

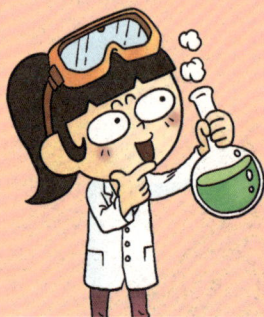

今天也要向前冲!

罗喜喜

体力 ★★★★
智力 ★★★★
感性 ★★★
好奇心 ★★★★★
幽默感 ★★★

一个梦想成为科学家的小学生,学习好,知识渊博,做什么事都喜欢冲在最前面。虽然看着像个小·冰块,其实她可是个暖心·小·棉袄呢!只不过啊,她把这份温暖藏得可严实啦。

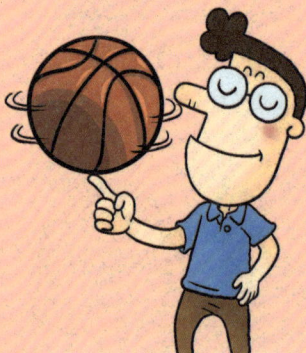

爱显摆大王!

王秀才

体力 ★★★
智力 ★★★★
感性 ★
好奇心 ★★★★★
幽默感 ★

总觉得自己是全世界最厉害的人,他的口头禅是"天才注定孤独,也难免遭人嫉妒",逗同学们生气的本事也是一流的。别看他这么调皮,课堂上可是举手发言的小·积极分子。

享受美好的每一天！
许多多

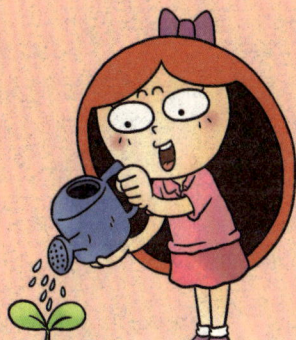

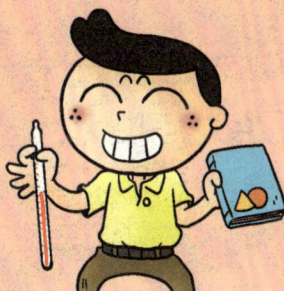

体力 ★★★★★
智力 ★★★
感性 ★★★★
好奇心 ★★★★★
幽默感 ★★

心思细腻敏感的小姑娘，看到飘落的树叶和夜空的星星就会感动得掉眼泪，还爱跟小虫子聊天，是个活在自己世界里的奇妙女孩。不过，她可是班里最有爱心、最浪漫的人呢。

古灵精怪小可爱！
郭小豆

体力 ★★★
智力 ★★★★
感性 ★★★★
好奇心 ★★★★★
幽默感 ★★★★

科学班里最小的男生，总是被哥哥姐姐们宠着。年纪最小不说，天生一张娃娃脸，乍一看还以为是幼儿园的小朋友呢！多亏了当老师的爷爷，这小家伙背起复杂的科学名词可是一点都不马虎。

找找我们吧！

汉堡
汉堡里含有多种营养成分，但也不是完美无缺的。

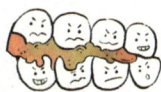

牙齿
牙齿负责在口腔中机械性地分解食物，包括门牙、犬齿和臼齿。

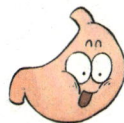

胃
胃是消化器官，长得像一个小袋子，主要负责分解蛋白质。

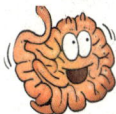

小肠
小肠也是消化器官，长得像一个管道，它能分解蛋白质、碳水化合物和脂肪，并吸收营养物质。

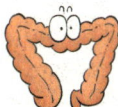

大肠
粗粗的消化管道，负责吸收食物残渣里的水分，把残渣变成便便。它是身体里的清洁小能手！

肾脏
肾脏负责过滤体内产生的废物，形成尿液。

吃汉堡真的对身体不好吗？

唉，听说经常吃汉堡对身体不好！

哇，这个汉堡看起来好好吃啊！流口水了！

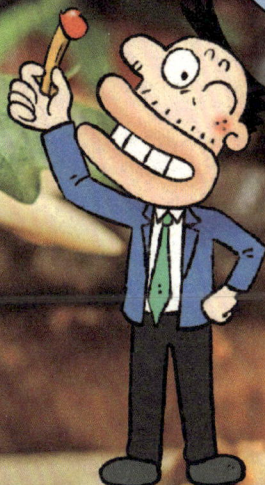

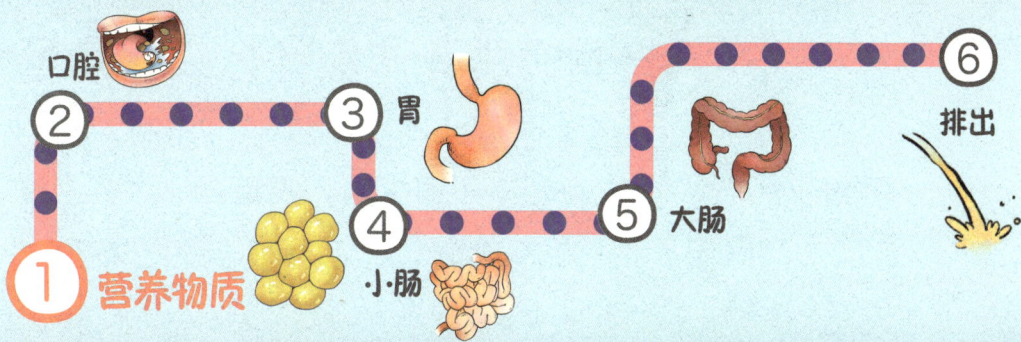

"老师，怎么才能分辨哪些食物对身体好，哪些食物对身体不好呢？"

何大壮气呼呼地问龙老师。

"怎么突然问这个问题？"

"我特别喜欢吃汉堡，可是妈妈说吃汉堡对身体不好，不让我吃！"

"是啊！我妈妈也是，每次我要买汉堡，她总是让我吃别的。老师，请告诉我们真相吧！"
郭小豆说。

我们的身体靠什么获取能量？

龙老师舔了舔嘴唇，说道：
"嗯，说实话，我也特别喜欢吃汉堡。"

"真的吗，老师？"

"果然老师和我们是一伙的！"

"哈哈，要想揭开汉堡的真相，我们先来了解一下汉堡都含有哪些营养物质吧。"

"营养物质？那是什么呀？"

"营养物质可以为生命活动提供能量，可以说是营养物质构成了我们的身体。我们通过摄入食物来获取营养物质。"

"那生命活动又是什么呢？"

"生命活动是指我们体内的器官为了维持生命而不停运转的过程。正是因为大脑、心脏、肺、胃、肠等器官不停地工作，我们才能呼吸，保持恒定的体温，继续活下去。"

"原来呼吸也不是自然而然就能完成的呀。"

罗喜喜的科学词典

器官 生物体内具有一定形态并负责特定功能的部分。在我们的身体里，负责呼吸的叫呼吸器官，负责消化的叫消化器官。

体温 身体的温度。健康人的体温一般在37℃左右。

▲ 部分人体器官

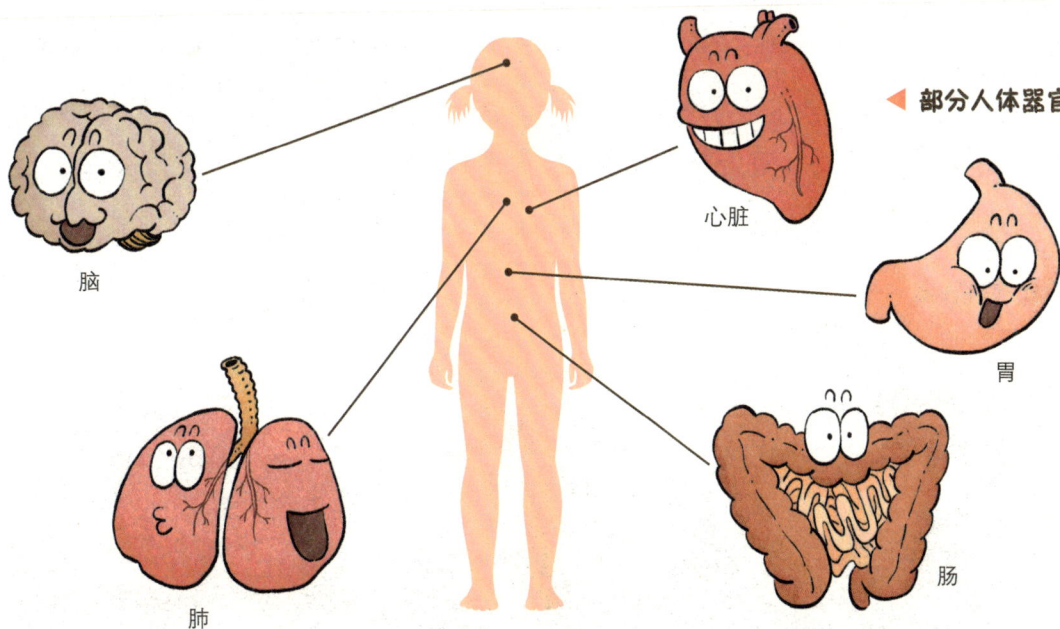

脑

心脏

胃

肺

肠

"没错，体内的器官需要消耗能量来维持工作，能量是进行各种活动所需要的动力。要产生能量，就得通过摄入食物来获取营养物质。你们听说过三大营养物质吗？"

"三大营养物质？是指三种营养物质吗？"

"对，就是蛋白质、碳水化合物和脂肪，这三种物质是在我们体内产生能量的主要营养物质，它们就像是我们体内的燃料。"

"我听说过脂肪！人们总说要减肥就得减掉脂肪，说的就是这个脂肪吗？"

"对啦！其实脂肪是我们身体必需的营养物质哦。"

"那为什么人们都想要减掉脂肪呢？"

"哈哈，让我们进一步了解三大营养物质，这样大家就能明白其中的原因啦。首先来了解一下蛋白质：牛肉、猪肉、鸡肉和鱼肉等都含有丰富的蛋白质，鸡蛋、牛奶、奶酪里也含有很多蛋白质。"

▼ 富含蛋白质的食物

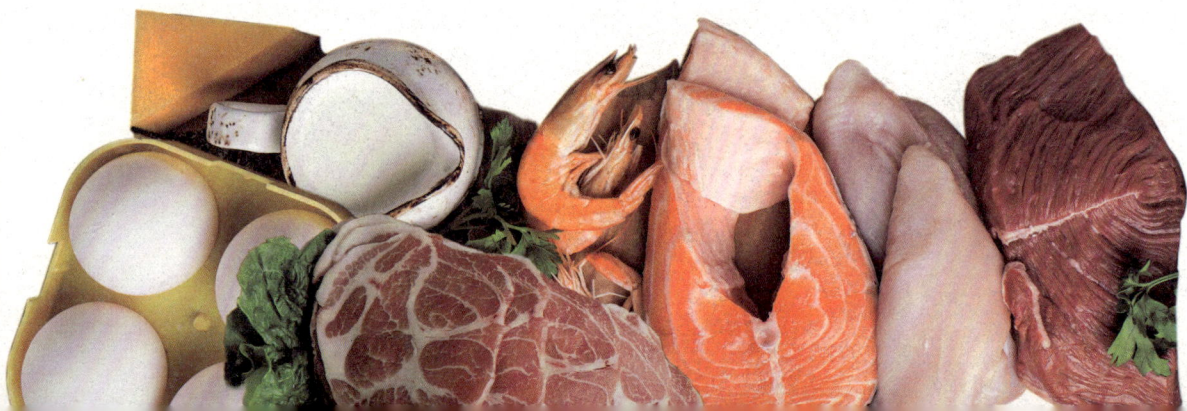

"汉堡里有肉、火腿和奶酪，那里面肯定含有蛋白质吧？火腿不也是用肉做的嘛。"

"说的对。那碳水化合物又在哪些食材里呢？给你们一个提示，碳水化合物就藏在我们平常吃的谷物里，大米、小麦等谷物里的碳水化合物含量就很高。小麦磨成面粉后可以用来做各种食物。"

"我知道了！汉堡的面包里含有碳水化合物，因为面包是用面粉做的。我在电视上的烹饪节目里看到过，把面粉和水搅拌后放进烤箱里烤，就变成面包了。我说的对吗？"

"答对啦！郭小豆真是个小机灵鬼！"

"那脂肪呢？汉堡里也有脂肪吗？"

"当然有啦。脂肪主要存在于油脂里，比如从芝麻榨出的芝麻油，从大豆榨出的豆油，里面都含有丰富的油脂。所以，用油煎或炸的食物都含有较多脂肪。典型的例子就是汉堡肉饼，还有配

龙老师的科学显微镜

汉堡里的肉饼一般由韧性较强的肉制成，将肉剁碎后揉成饼状，然后用油煎或炸制而成。

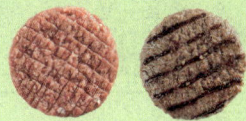

▼ 富含碳水化合物的食物

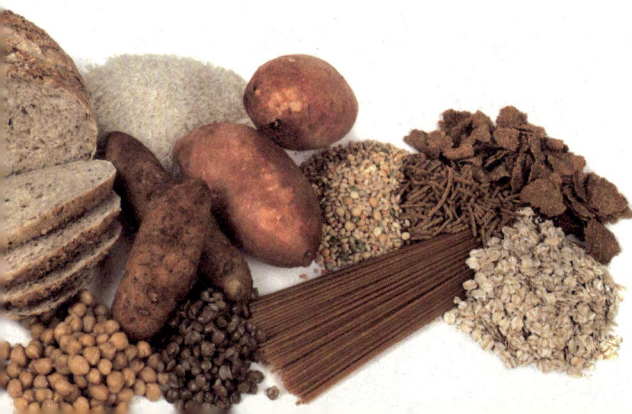

▼ 富含脂肪的食物

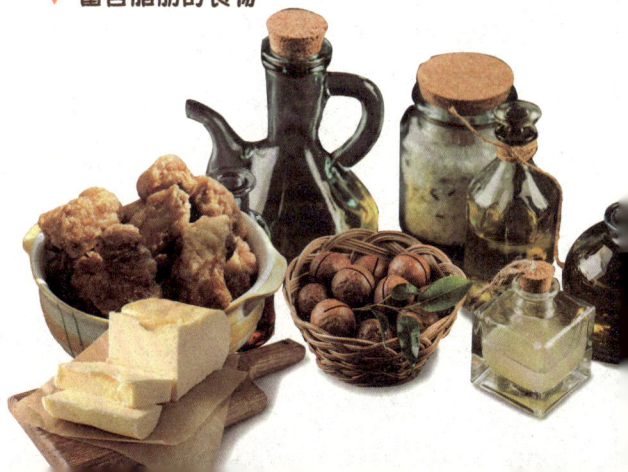

好饿啊，感觉没力气了，得去补充点能量才行。

汉堡店

您的烤肉汉堡来啦！

太好啦！

三大营养物质都齐全了，真好吃。

碳水化合物

脂肪

蛋白质

我也饿得没力气了，请给我也加点"燃料"吧。

好的。

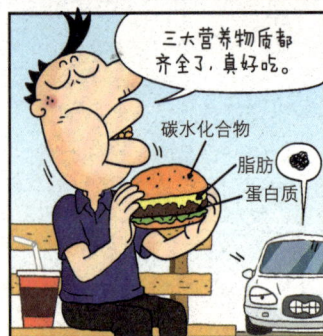

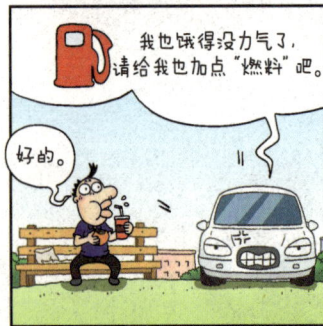

着汉堡一起吃的炸薯条。"

"炸薯条明明那么好吃……"

"炸薯条确实好吃……啊，对了，牛奶里也含有很多脂肪。所以，用牛奶制成的黄油和奶酪里也都含有脂肪。还有，花生和杏仁这些坚果里也含有很多脂肪哦。"

何大壮自言自语：

"既然汉堡里含有三大营养物质，那为什么大人都不让吃呢？"

重点总结

营养物质是我们身体和产生能量所必需的物质，需要通过摄入食物来获取。能产生能量的三大营养物质包括蛋白质、碳水化合物和脂肪。

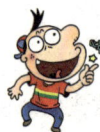

我们的身体由什么构成？

"除了能产生能量的三大营养物质，水、无机盐和维生素对我们来说也是必不可少的，虽然它们不能产生能量。"

"为什么不能产生能量的营养物质也是必需的呢？"

"这些物质可以帮助我们维持正常的生命活动，当我们的身体在呼吸、消化食物、维持血液循环、抵抗病菌时，水、无机盐和维生素都在发挥着辅助作用。可以说它们是生命活动的助手，如果体内缺乏这些水、无机盐或维生素，就容易生病。"

许多多举起手说道：

"老师，我都不知道水也是营养物质呢。"

"水是我们身体里非常重要的营养物质。假如你们到了一座荒岛上，应该先找饮用水，而不是食物哦。"

"为什么呀？"

"因为人在不吃东西的情况下能坚持一周左右，但是不喝水的话最多只能撑三天。"

"啊，真的吗？水到底在身体里做什么呀？"

"我们喝进去的水大部分会变成血液，在身体里运送氧气和营养物质。如果水喝得不够，身体里的器官就得不到它们需要的营养啦。"

"那得不到营养会怎么样呢？"

龙老师的科学显微镜

无机盐也是构成我们身体的重要物质，比如构成骨骼和牙齿的钙和磷就是无机盐。

缺乏维生素会导致佝偻病、脚气等疾病。

水是我们身体里各种液体的主要成分，比如血液和唾液。如果身体缺水，我们就会感到口渴，严重的话会昏迷，甚至死亡。

原来水是这么重要的营养物质啊！

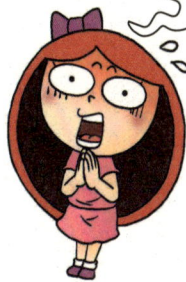

"得不到营养的话，身体就没法产生能量了，器官会慢慢停止工作。人也会变得没精打采，容易生病。要是再这样下去……"

"绝对不能让这种情况发生！"

孩子们突然从书包里掏出水杯，咕咚咕咚地喝起水来。看着他们的样子，龙老师露出了微笑。

"营养物质不仅能产生能量，还是我们身体的重要组成部分，我们来看看身体里哪种营养物质含量最多吧？"

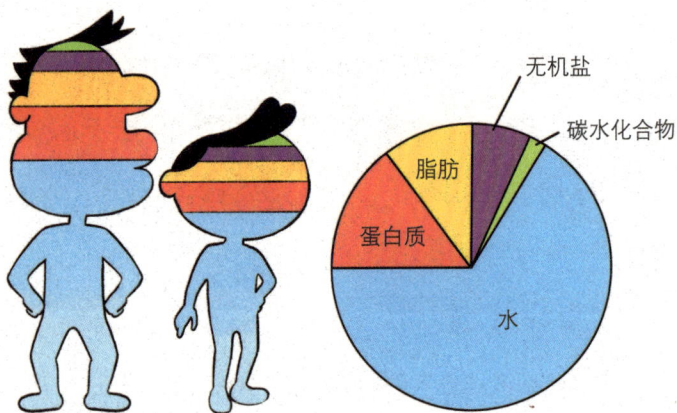

▶ 构成我们身体的物质

龙老师在屏幕上展示出一张图片。

郭小豆一边捏着自己的脸颊一边惊呼道：

"哇，没想到我的身体里竟然有这么多水！"

"哈哈，是啊。按照含量多少进行排序，水的含量最多，往下依次是蛋白质、脂肪、无机盐和碳水化合物。"

"蛋白质排第二名呢！"

"对啊，我们身体里的蛋白质也很多。皮肤、肌肉、头发都含有蛋白质。所以你们正在长身体的时候，一定要多吃富含蛋白质的食物哦。"

许多多仔细看着图表问道：

"咦，为什么碳水化合物排在最后啊？我们基本上每天都吃米饭和馒头，怎么碳水化合物含量这么少呢？"

"我们吃进去的碳水化合物，大部分都会马上变成能量用掉，所以身体里存不下多少。碳水化合物可以随用随取。当身体需要能量的时候，第一个就会消耗它。"

"那如果摄入的碳水化合物特别多，变成能量之后还剩很多，会怎么样呢？"

"剩下的碳水化合物会转化成脂肪，储存在我们的身体里。"

"碳水化合物还能变成脂肪吗？"

"是啊，脂肪是最适合储存在我们身体里的营养物质，所以它的含量仅次于蛋白质。"

这时，王秀才一脸严肃地问道：

"老师，那脂肪在身体里做什么呢？"

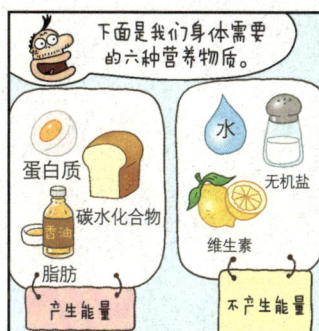

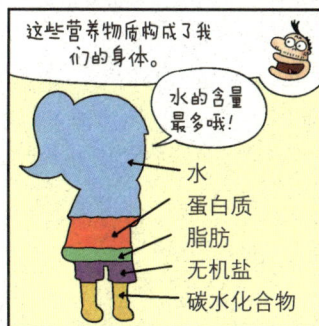

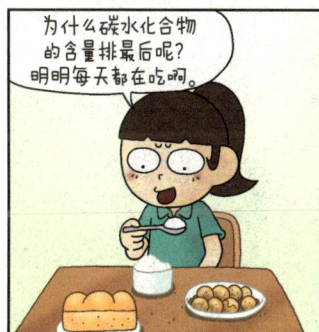

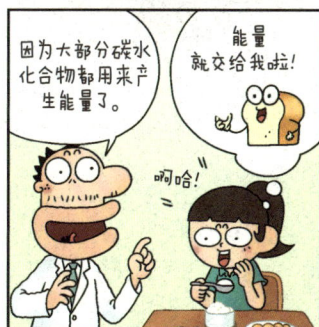

要维持正常的生命活动，除了三大营养物质，人体还需要水、无机盐和维生素等。水、无机盐和维生素也是构成我们身体的重要物质。

要不要吃汉堡？

"脂肪也能产生能量。不过和碳水化合物不同的是，脂肪更适合在我们身体里储存起来。"

"为什么呀？"

"因为等量脂肪产生的能量是碳水化合物或蛋白质产生能量的两倍多。也就是说小小的一块脂肪就能产生很多能量，所以我们的身体会把用剩下的碳水化合物转化成脂肪储存起来。"

"为什么身体要储存营养物质呢？"

"这是为了应对紧急情况啊，万一哪天找不到吃的，不就有备用粮食了吗？平时你们是不是也会有用光零花钱的时候啊？"

"对啊！"

"这就跟存钱一样。如果提前存好钱，等零花钱不够用的时候就可以拿出来用了。"

"啊，我明白了！就是把脂肪储存在身体里，对吗？"

"没错！"

"那除了碳水化合物，多余的蛋白质也会变成脂肪储存起来吗？"

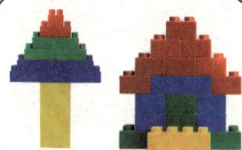

小颗粒按照不同的方式组合起来就会形成不同种类的营养物质哦！

"是的，构成营养物质的小颗粒可以重组，因此蛋白质、碳水化合物和脂肪可以互相转换。"

"那脂肪都储存在身体的哪些地方呢？"

"主要储存在皮肤下面和身体器官周围，大部分都储存在没有骨头的腹部。"

"脂肪会储存在腹部吗？人发胖时肚子就会变大，这是不是和脂肪有关系啊？"

"对啦！你能想到这一点真是太棒了！如果只顾着吃而不去运动，脂肪就会堆积起来，人就会发胖，肚子也会变大。"

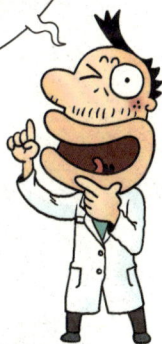

脂肪

▲ **我们体内的脂肪** 皮肤覆盖在人体表面，皮下是富含脂肪的组织层。

这时，何大壮一边拍着自己的肚子一边说：

"亲爱的脂肪，我会按时进食，你就别再增加'库存'了。"

龙老师一边摸着何大壮的头一边说：

"不用这么想啦，储存脂肪并不是一件坏事。储存在身体里的脂肪除了在紧急的时候提供能量，还有很多重要作用呢。"

"还有什么用啊？"

"脂肪能保护我们体内的器官，特别是腹部的器官。肝脏、胃、小肠、大肠、肾脏等重要器官都在腹部，但这些器官周围几乎都没有骨头保护，所以就需要脂肪来包裹并保护它们。"

"哇！原来脂肪是身体器官的小卫士啊？"

"哈哈，是啊。而且脂肪还能防止体内热量的散失。天气冷的时候，它可以帮助我们保持体温稳定。"

"这么说来，肚子里适当储存些脂肪也是必要的呢。"

"没错！除此之外，脂肪还能用来制造身体需要的多种物质，所以含脂肪的食物也是一定要吃的哦。"

这时，何大壮带着疑惑的表情问道：

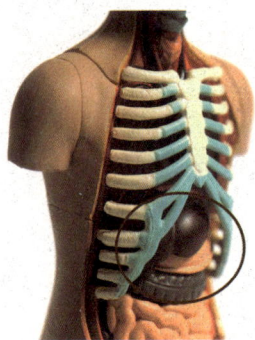

▲ 由于人体腹腔不像胸腔有完整的肋骨结构保护，内脏器官需要由脂肪层的缓冲作用配合腹肌张力形成的保护机制来保护。

"老师，那结论到底是什么呢？汉堡到底是好还是不好啊？"

看到龙老师一脸犹豫的表情，孩子们急得直催他：

"龙老师，快告诉我们答案吧！"

"这个嘛……一句话还真不好下结论。"

"您就实话实说嘛！"

"汉堡本身其实是一种不错的食物，因为它包含了我们身体需要的六大营养物质：蛋白质、碳水化合物、脂肪、水、无机盐和维生素。"

"太棒啦！"

"不过呢，汉堡配料中的脂肪含量太高，要是经常吃的话，身体里就会囤积太多营养物质。

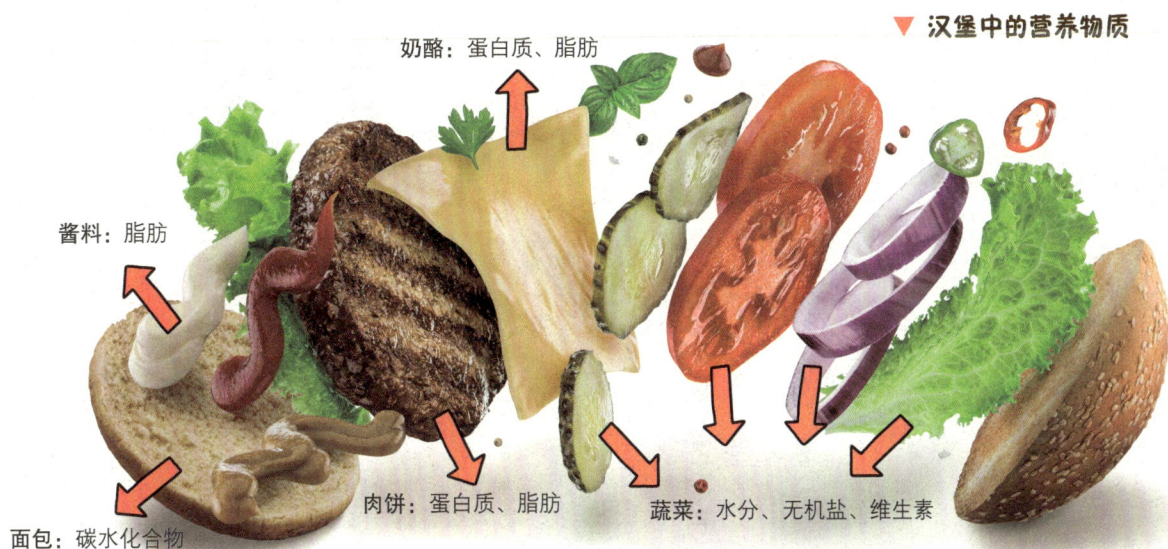

▼ 汉堡中的营养物质

奶酪：蛋白质、脂肪

酱料：脂肪

面包：碳水化合物

肉饼：蛋白质、脂肪

蔬菜：水分、无机盐、维生素

刚刚我们说过，肉饼通常是油煎或油炸而成的，蛋黄酱等酱料也是用油制成的，所以里面含有大量脂肪。"

"看来最大的问题就是脂肪含量太高了。"

"没错，要是一直吃汉堡会怎么样呢？"

"身体里多余的营养物质会不断转化成脂肪储存起来，然后肚子就会慢慢鼓起来……"

"说得对，如果只吃汉堡的话，可能会变胖。大家都知道肥胖对健康不利吧！"

"老师，那每天吃汉堡，然后多运动不就行了吗？只要消耗掉多余的能量，就算只吃汉堡也没问题吧？"

"多运动是好事，但是光吃汉堡还是不健康。"

"为什么呀？"

"因为有的汉堡含有很多对身体不好的人工添加剂。而且汉堡还有一个缺点，就是钠含量太高了。"

"钠？那是什么？"

"钠是一种无机盐，是我们身体必需的营养物质。但是如果长期摄入过量的钠元素，反而对身体有害。"

何大壮气鼓鼓地嘟囔着：

罗喜喜的科学词典

人工添加剂 改善食物口味的化学物质、防止食物腐坏的防腐剂等人工合成物质。

龙老师的科学显微镜

钠主要存在于食盐中，在辣味或咸味的食物中含量较多。如果摄入过多钠，身体会浮肿，而且还会变得容易疲劳。

"哎呀，那到底是该吃还是不该吃啊？我就是想吃汉堡！"

看到何大壮这个样子，龙老师哈哈大笑着说：

"哈哈，其实有个好办法。我们可以用少许油烹饪新鲜肉饼来代替普通肉饼，酱料也少放一点。只要用好的食材，稍微改变一下烹饪方法，就可以做出健康的汉堡哦。"

何大壮立刻又变得开心起来。

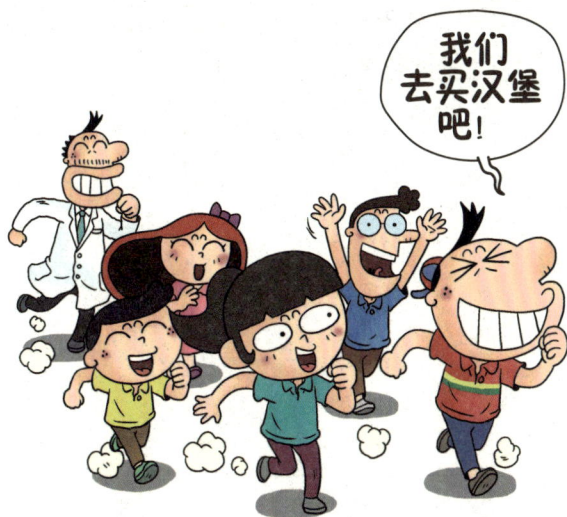

重点总结

储存在体内的脂肪能保护内脏器官，还能帮助我们在寒冷天气里维持体温。汉堡里虽然含有各种营养物质，但也含有过多的脂肪和人工添加剂，经常食用会危害健康。

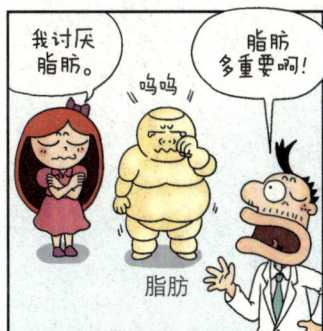

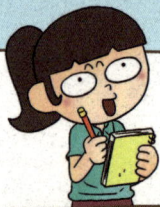

罗喜喜的**学习笔记**

1. 营养物质的定义
   · 构成我们身体和产生 [ⓐ ____] 的物质，通过食物摄取。

2. 三大营养物质
   ① [ⓑ ____]：在肉类·鱼类·鸡蛋·牛奶和奶酪等食物中含量丰富。
   ② 碳水化合物：在大米·小麦等谷物中含量丰富。
   ③ 脂肪：在油类·牛奶和坚果中含量丰富。

3. 各种营养物质的特点和作用
   ① 蛋白质：皮肤和头发等身体组织的主要组成部分，也能产生能量。
   ② [ⓒ ____]：主要用于产生能量。
   ③ 脂肪：储存在体内，营养物质不足时用来产生能量。另外，还能保护
      体内器官，防止体内热量散失，有利于在寒冷天气中维持稳定的
      [ⓓ ____]。
   ④ [ⓔ ____]·无机盐·维生素：虽然不能产生能量，但同样是构成身体的
      重要物质，有利于维持正常的生命活动。

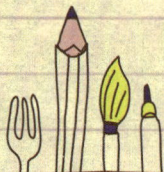

ⓐ能量 ⓑ蛋白质 ⓒ碳水化合物 ⓓ体温 ⓔ水

科学小达人 🧪 大挑战！

● 答案在第114页

01

同学们正在讨论这节课学到的内容。请判断对错，对的打"✓"，错的打"✗"。

① 💁 水和维生素是在人体内产生能量的营养物质。（   ）

② 🧑 碳水化合物是体内最主要的能量来源。（   ）

③ 👧 含有脂肪的食物都不能吃。（   ）

02

郭小豆正在穿过一个黑暗的洞穴，沿着摆放富含蛋白质食物的路线走就能找到出口。让我们帮助郭小豆安全走出洞穴吧！

起点

鸡肉　年糕

香油

火腿

米饭

油炸食品

鸡蛋

鱼

终点

龙老师的科学小课堂

欢迎大家来到
科学界的人气明星
——龙老师的科学小课堂。

今天要分享什么有趣的知识呢？

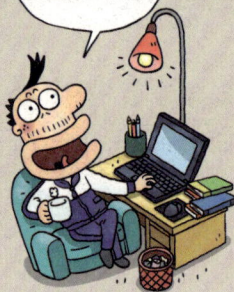

是什么营养元素治愈了坏血病和脚气？

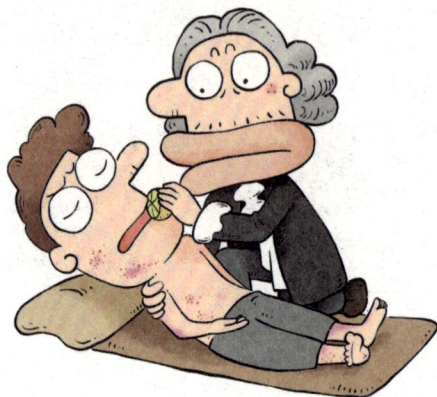

18世纪时，出海寻找新大陆的人非常多。但船上经常会有超过一半的水手死于坏血病，这种病会导致牙龈和体内器官出血。英国海军医生詹姆斯·林德让坏血病患者分别食用苹果、醋、盐水、柠檬和橙子等食物，结果发现只有吃了橙子和柠檬的病人康复了。这个发现挽救了无数人的生命。柠檬和橙子里究竟含有什么，能够治愈坏血病呢？答案就是维生素。

在那之前，科学家们以为人体需要的营养物质只

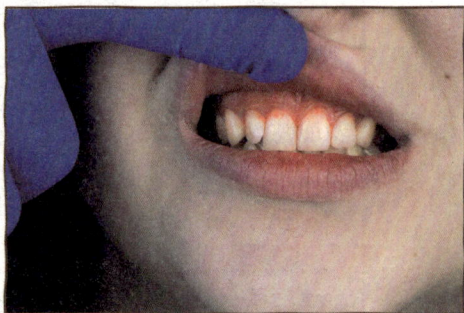

▲ **坏血病的症状** 坏血病患者的牙龈会出血，严重的话体内器官也会出血，皮肤上会出现红色斑点。

有蛋白质、碳水化合物、脂肪、水和无机盐，但在20世纪，荷兰科学家艾克曼对导致腿部浮肿甚至瘫痪的脚气病展开了研究，结果发现人体还需要另一种营养物质，他给这种营养物质起名叫"维生素"。艾克曼因发现维生素获得了诺贝尔生理学或医学奖。

　　缺乏维生素C会得坏血病，维生素C在新鲜蔬菜和水果中含量丰富，詹姆斯·林德给坏血病患者吃的柠檬和橙子等水果中维生素C的含量尤其高。而脚气病是因为缺乏维生素B_1引起的，这种营养物质主要存在于猪肉、豆类和谷物中。别忘了，除了三大营养物质，水、无机盐和维生素也是人体必需的营养物质！

▶ **富含维生素 C 的食物**

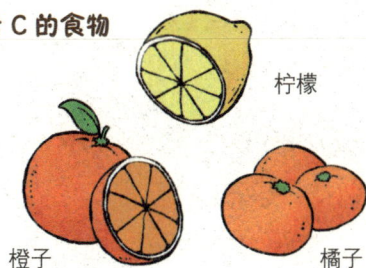

柠檬

橙子　　　　　橘子

▶ **富含维生素 B_1 的食物**

猪肉

豆类　　　米饭（谷物）

欢乐留言板

原来缺乏维生素也会死掉啊，好可怕。

现在你们知道为什么一定要补充维生素了吧？

知道了！从现在开始我要多吃水果和蔬菜！

为什么细嚼慢咽才容易消化？

就知道你这样狼吞虎咽会出问题。

嗝！唔——感觉有点消化不良。

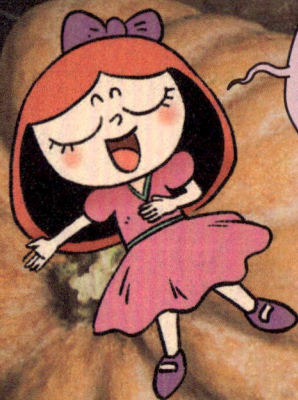

狼吞虎咽为什么容易消化不良呢?

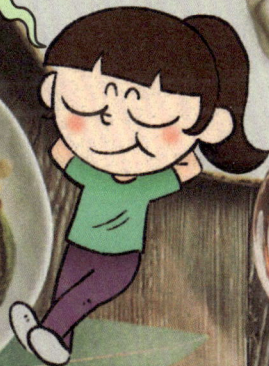

想知道原因吗? 让我们一起来揭开消化的秘密吧。

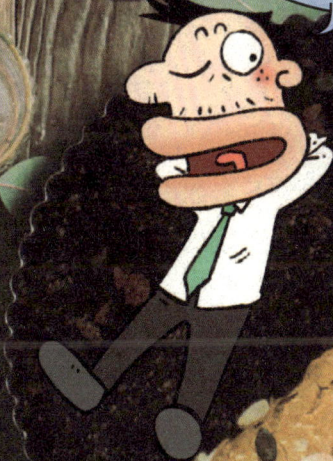

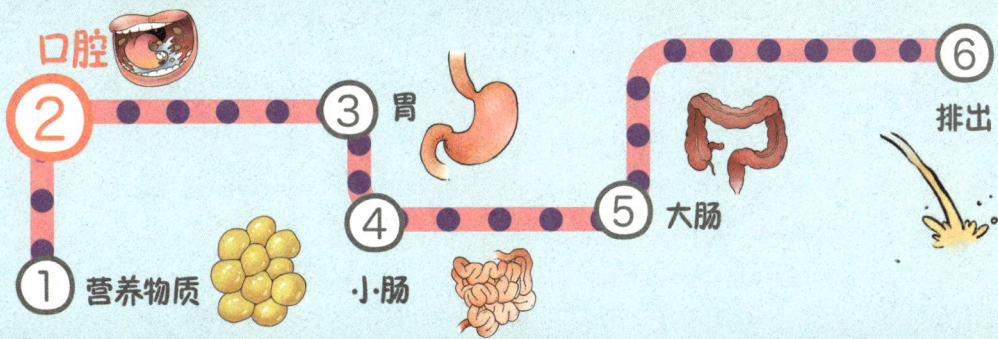

口腔

① 营养物质

②

③ 胃

④ 小肠

⑤ 大肠

⑥ 排出

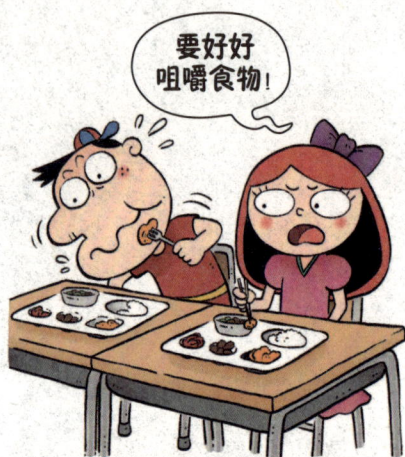

要好好咀嚼食物！

"嗝！是不是午饭吃太多了呢？感觉有点消化不良。"

何大壮不停地打嗝，其他人纷纷躲开。许多多忍不住数落他：

"谁让你吃饭那么急啊。我都看到了，你根本就没怎么嚼就咽下去了。"

"难得今天有我爱吃的菜，所以想多吃点嘛。"

何大壮噘着嘴回答。

这时，龙老师走进科学教室说：

"吃饭时狼吞虎咽，当然不容易消化啦。以后要细嚼慢咽，把食物嚼碎哦。"

"为什么不好好咀嚼就会导致消化不良呢？"

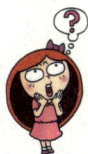

食物要嚼碎到什么程度？

"如果不好好咀嚼，食物就不能充分嚼碎，也就不容易消化。消化就是把进入我们身体的食物分解成小小的颗粒。"

"原来消化就是把食物分解成小颗粒啊？"

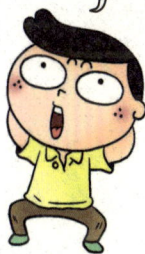

"没错，我们吃下去的食物经过消化变得足够小，才能被身体吸收，这样才能产生能量。"

孩子们睁大了眼睛，郭小豆嘀咕道：

"我还以为消化就是食物进到肚子里变成便便呢。"

"哈哈，这么说也没错，不过消化最重要的是把食物分解得非常小，小到我们身体里最小的单位——细胞也能够吸收。"

"细胞吸收需要分解食物吗？"

"对啊，只有食物被分解得非常小时，我们身体的细胞才能吸收营养。"

"得多小呢？"

"大部分细胞只有0.01毫米，很小对不对？而且细胞表面只有一些小小的孔来吸收营养，所以营养物质必须变得比这些小孔还要小才行。"

原来消化就是把食物分解成小·颗粒啊？

郭小豆的科学小词典

分解 某个物体被打碎或分开的过程。

何大壮的常识词典

毫米（mm） 长度单位。1毫米是1厘米的十分之一。

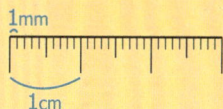

1mm

1cm

你个子太大了，没法进入小孔！

呜……

细胞

营养物质

← 0.01毫米 →

龙老师的科学显微镜

生物体内的器官统称为"脏"。比如，我们把胃称作"胃脏"，把肝称为"肝脏"，把胰称为"胰脏"或"胰腺"。胆囊是附着在肝脏上的器官，所以不加"脏"字，直接叫作胆囊。另外，在消化器官中，小肠和大肠统称为"肠"。

王秀才惊讶地说：

"细胞才 0.01 毫米大，要把食物弄得比这更小？这怎么可能做到啊？"

龙老师露出意味深长的微笑，说：

"我们体内有专门负责这件事的器官，那就是消化器官！"

"消化器官？有好几个吗？"

"对，消化器官包括口腔、食管、胃、肝脏、胆囊、胰腺、小肠、大肠和肛门。其中口腔、食管、胃、小肠和大肠是食物经过时直接消化食物的器官，肛门是排出废物的器官。而肝脏、胆囊和胰腺可以通过分泌消化所需要的物质来促进消化。"

"哦，原来有的器官直接参与消化，有的器官是消化帮手啊。"

"对，消化器官把食物分解成小小的营养物质后，细胞才能吸收并产生能量，或者把它们转化成我们身体需要的各种物质。你可以把这一过程想象成积木游戏：先把食物拆成积木块，然后再把这些积木块重新拼成身体所需要的物质。"

"这么说还真像，我小时候玩积木就会把积

木拼起来再拆开，拼成别的样子……"

"哈哈，说得对。我们身体里的细胞和器官也在玩这样的积木游戏呢。"

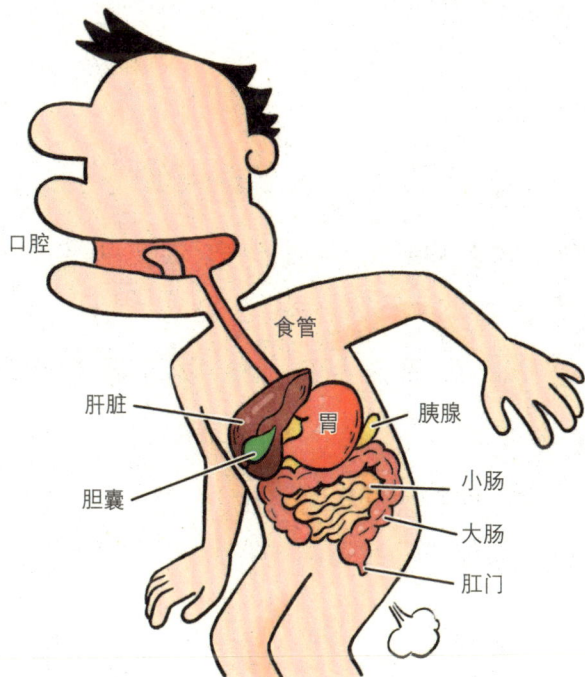

口腔

食管

肝脏

胆囊

胃

胰腺

小肠

大肠

肛门

▲ 我们的消化器官

重点总结

我们吃进去的食物要被分解成细胞能够吸收的小分子营养物质，这个过程就叫消化。负责消化的身体器官统称为消化器官。

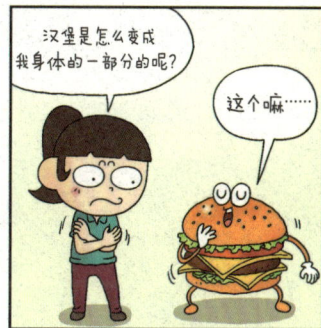

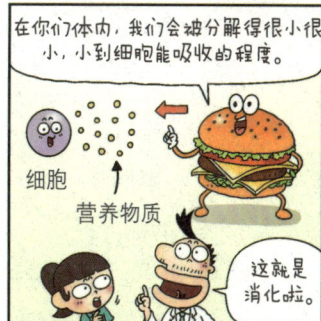

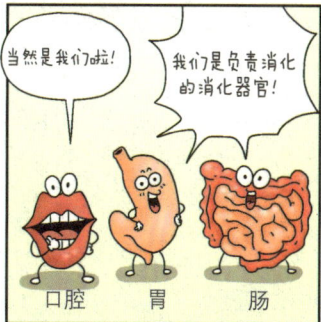

汉堡是怎么变成我身体的一部分的呢？

这个嘛……

在你们体内，我们会被分解得很小很小，小到细胞能吸收的程度。

细胞

营养物质

这就是消化啦。

是谁在分解呢？

你体内发生的事情干吗老问我啊？

当然是我们啦！

我们是负责消化的消化器官！

口腔　　胃　　肠

牙齿的形状为什么不同？

"老师，请您仔细讲讲我们身体的消化过程吧！"

"好啊！我们用什么来咀嚼食物呢？"

"牙齿。"

"没错，牙齿负责咀嚼和分解进入口腔的食物。口腔是食物开始分解的第一个消化器官。"

"这些我们都知道啦。"

"哈哈，那你们知道牙齿分为哪几种吗？牙齿主要分三种：长在嘴巴前面又大又扁的是门牙，门牙两侧尖尖的是犬齿，还有长在更里面的是圆钝的臼齿。"

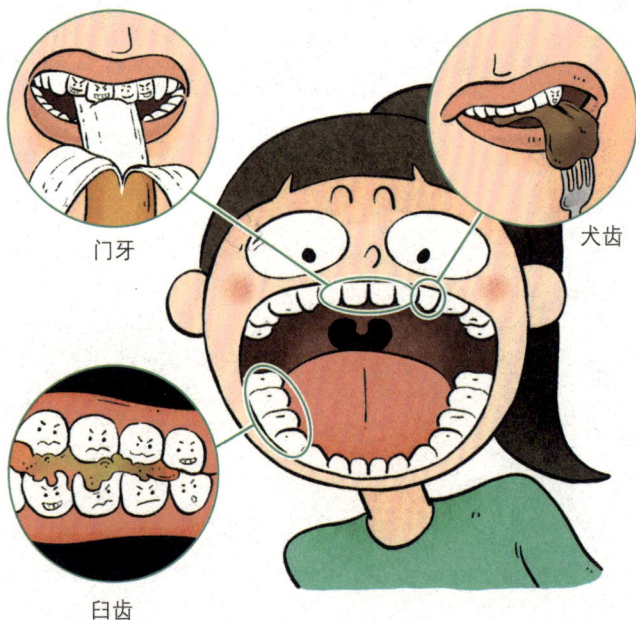

门牙

犬齿

臼齿

▶ 人的牙齿

"为什么牙齿的形状不一样呢？"

"因为它们在分解食物时承担的任务不同。扁平的门牙负责分割食物，让食物进入口腔，尖尖的犬齿用来撕咬肉类等有韧性的食物。"

"那臼齿呢？"

"臼齿的表面凹凸不平，可以把食物磨碎，就像磨盘把豆子磨成豆粉一样。"

"上下臼齿咬合在一起时的样子确实和磨盘很像呢。"

"哈哈，对啊。牙齿形状是根据食物的不同特点来决定的。人类是杂食动物，会吃肉、蔬菜等各种食物，所以牙齿形状也相应多样。食肉动物和食草动物的牙齿形状就和人类的有些不同。"

"有什么不同呢？"

"狮子和老虎等食肉动物主要吃韧性很强的肉，所以犬齿和臼齿都特别发达；但是吃嫩草

郭小豆的科学小词典

表面 物体最外层的部分，也叫外表面。

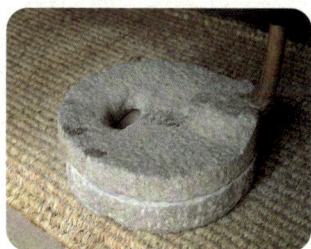
▲ 磨盘

郭小豆的科学小词典

食肉动物 主要捕食其他动物的动物。

食草动物 主要吃植物的动物。

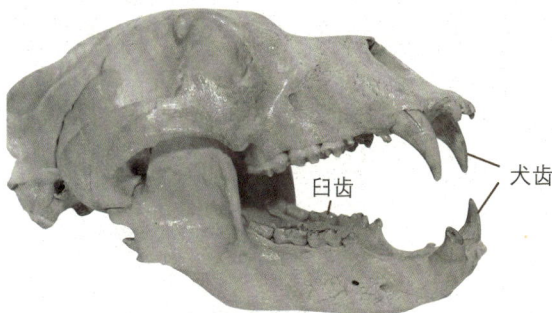

臼齿　犬齿

▲ 食肉动物老虎的牙齿

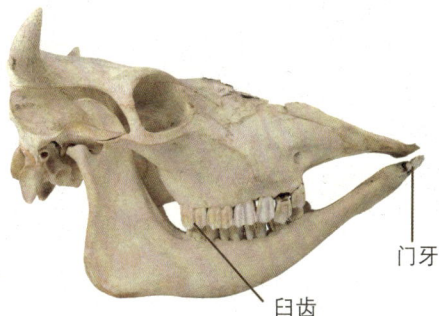

门牙

臼齿

▲ 食草动物牛的牙齿

口腔消化食物的方法 第一篇: 牙齿

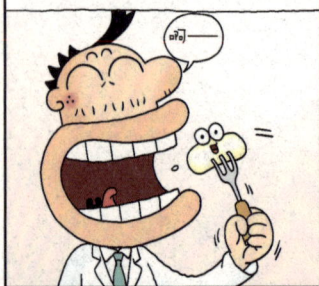

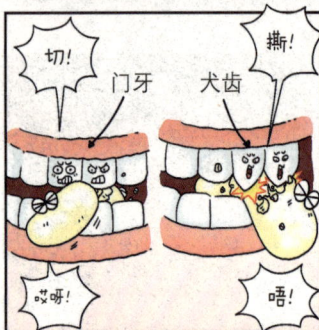

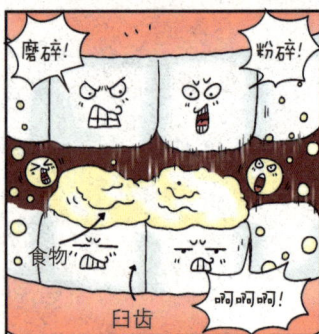

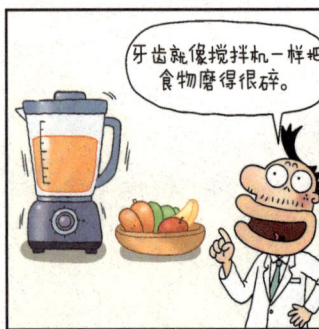

的食草动物就没有尖尖的犬齿，它们的门牙和臼齿更发达。"

"我们既吃肉又吃植物，所以才会有门牙、犬齿和臼齿，对吗？"

"对极了！因为人类既吃肉又吃素，所以各种形状的牙齿发育得很均衡。"

重点总结

口腔是我们身体消化道的第一个消化器官，口腔里的牙齿负责咀嚼和分解食物。门牙可以切割食物，犬齿可以撕咬韧性食物，臼齿把食物磨碎。

唾液是如何分解食物的？

"龙老师，我的牙齿很结实，消化食物应该没问题吧？"

"不完全是这样，在口腔里，不是只有牙齿在分解食物。"

"还有什么呢？"

"看到美味的食物时，大家都会流口水吧？其实唾液也能分解食物哦。"

"唾液也能分解食物吗？"

"是啊，即使牙齿把食物分解了，食物的颗粒还是太大，不能直接进入下一个消化器官。所以口腔里的唾液腺会分泌唾液，进一步分解食物。"

"真的吗？我还以为唾液只是让食物变得黏糊糊的呢……"

"唾液不会像牙齿那样把食物磨碎，而是把它溶解。大家有没有注意到，食物和唾液混合时间越久，就会变得越黏稠？"

"对啊！这么一说还真是。"

龙老师清了清嗓子说：

"唾液主要分解一种物质——淀粉。"

"淀粉分解后会变成什么呢？"

龙老师从讲台下拿出一盘葡萄说：

"淀粉被分解到最小时，会变成葡萄糖。唾液先把淀粉分解成麦芽糖，这是淀粉变成葡萄糖的第一步。"

"哇，葡萄糖！"

唾液腺

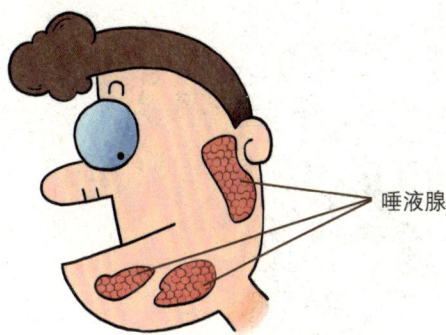

▲ **唾液腺** 口腔中分泌唾液的腺体。唾液腺位于耳朵附近、下巴下方和舌头下面。如果将一天分泌的唾液收集起来，能装满一大个饮料瓶。

罗喜喜的科学词典

淀粉 植物体内大量储存的营养物质，是碳水化合物的一种。

罗喜喜的科学词典

葡萄糖 构成碳水化合物的营养物质之一。葡萄糖最早是从葡萄汁中提纯得到的，所以叫葡萄糖。

淀粉完全分解就会变成葡萄糖！

何大壮第一个跑过去摘了颗葡萄吃。

"葡萄糖是我们身体最喜欢的营养物质。体内所有器官产生能量时，都会优先使用葡萄糖。而且我们的大脑也特别喜欢用葡萄糖呢。"

"那用脑多的日子就得多补充葡萄糖啦。"

"哈哈，说得对。淀粉其实是几百上千个葡萄糖分子结合在一起形成的大块头。唾液先把淀粉分解成由两个葡萄糖组成的麦芽糖，麦芽糖会在其他消化器官里继续分解，最终变成葡萄糖。"

"原来唾液不能直接把淀粉分解成葡萄糖啊。"

"是啊，不过能把上千个分子在一块的大块头分解成两个一组，已经很厉害了。"

"说的也是，那为什么还需要牙齿，而不是一开始就用唾液分解呢？"

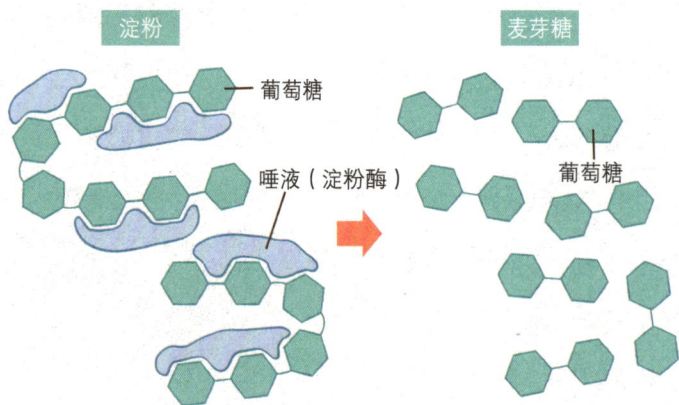

"食物越小，唾液分解食物的效果越好，所以需要牙齿先把食物咬碎。"

"为什么食物越小分解效果越好呢？"

"大家都知道，唾液

淀粉　葡萄糖　唾液（淀粉酶）　麦芽糖　葡萄糖

▲ **唾液的消化作用** 唾液中的淀粉酶能把淀粉分解成麦芽糖，麦芽糖在其他消化器官中继续被分解，最终变成葡萄糖。

是黏糊糊的液体，是通过粘在食物表面对食物进行分解的。所以唾液和食物接触的表面积越大，分解效果就越好。要想接触的表面积大，食物块就得小。"

"为什么要想表面积大，食物块反而要小呢？"

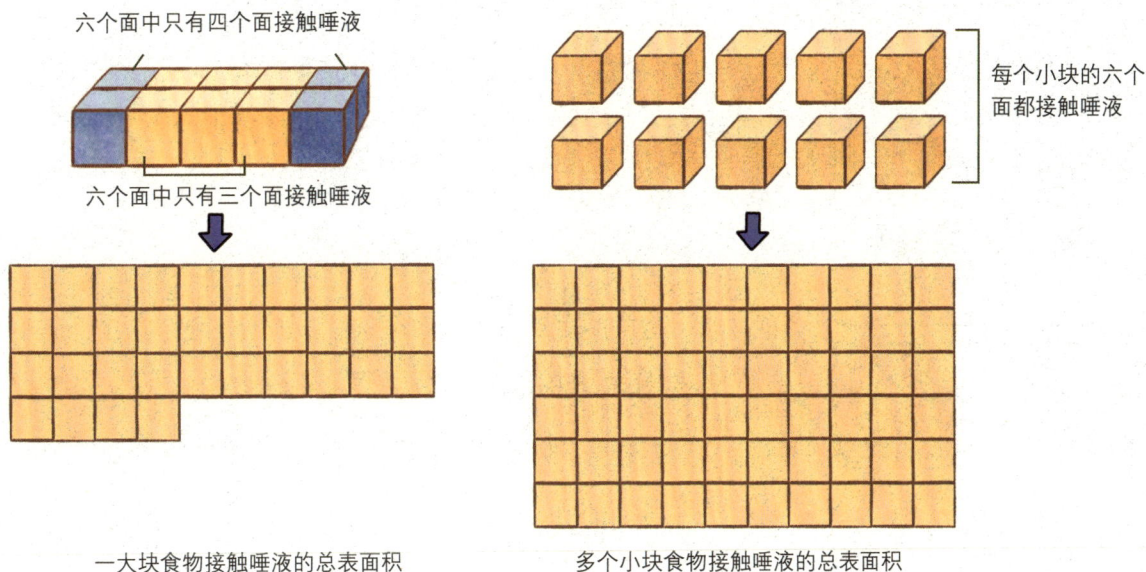

六个面中只有四个面接触唾液

六个面中只有三个面接触唾液

每个小块的六个面都接触唾液

一大块食物接触唾液的总表面积

多个小块食物接触唾液的总表面积

▲ **食物块的大小·和表面积** 当食物的总量相等时，分解成多个小块的食物比一大块食物与唾液接触的表面积更大。

"因为只有这样，唾液和食物接触的整体面积才大。上面的图解释了这个原理。"

"原来是这样啊，要想让唾液分解得好，牙齿得先把食物咬碎。"

口腔消化食物的方法 第二篇：唾液

你又是谁啊？

该我出场了。

食物

我来分解你们中的碳水化合物！

唾液

啊呀

分解中

多亏牙齿把你们弄得这么小，分解起来真容易。

谢谢你，牙齿！

小事一桩！

所以说吃饭时要好好咀嚼啊！

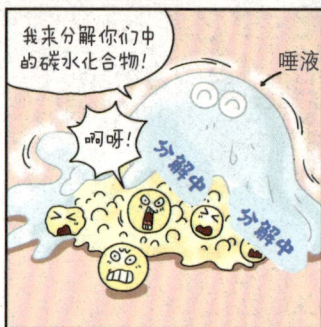

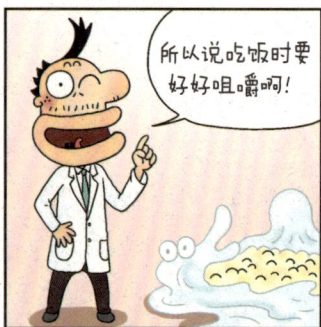

"所以说要细嚼慢咽才容易消化啊。"

"没错！而且唾液还能杀死细菌呢。食物和唾液充分混合，不仅有助于消化，还能消灭一部分食物中的细菌。"

"老师，如果口腔就能把食物消化得这么好，其他消化器官是不是就没什么事做了？"

"食物在口腔里停留的时间很短，只能消化一部分。而且唾液主要分解淀粉，所以还需要其他器官来分解蛋白质和脂肪。"

"就像接力赛跑传接力棒一样呢。"

"对！这个比喻很贴切。"

这时郭小豆歪着头问道：

"老师，可是口腔里还有舌头呀。牙齿和唾液都在努力分解食物，舌头是不是就光顾着品尝美味了？"

重点总结

唾液能进一步分解被牙齿咬碎的食物，食物块越小，食物与唾液接触的总表面积就越大，分解得也就越好。

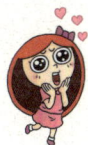

口腔消化"三剑客"

"关于郭小豆提出的问题，舌头并不是毫无用处，它在消化过程中也有任务。"

"是什么呀？"

"舌头负责把食物和唾液搅拌在一起，就像和面团一样。舌头主要由肌肉组成，能前后、左右、上下自由活动。"

"还能像这样开玩笑。"

何大壮说着，就朝许多多吐了吐舌头，许多多哼了一声表示不屑。龙老师接着说：

"舌头还有另一个任务，那就是把被分解的食物团成一团，推向后面的咽喉，这样我们才能把食物咽下去。"

"这个工作真重要啊！"

郭小豆大声说完就咽了下口水。龙老师微笑着说：

"这就是口腔里的消化过程。牙齿像搅拌机一样把食物打碎，唾液把食物中的营养物质分解得更小，舌头则像和面机一样把食物和唾液搅拌在一起。"

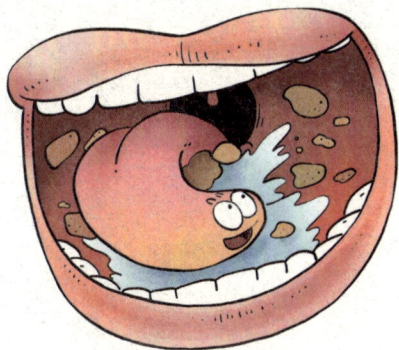

▲ **舌头的消化作用** 舌头把食物和唾液搅拌成团，然后推向咽喉。

"原来牙齿、唾液和舌头是口腔消化'三剑客'啊。"

"哈哈，对啊。要不要再告诉你们一件事？"

"好啊，快说快说！"

"牙齿和舌头分解食物的方式叫机械消化，唾液分解食物的方式叫化学消化。"

"机械……化学……"

"牙齿像搅拌机一样切割和磨碎食物，舌头像和面机一样搅拌食物和唾液。消化器官像机器一样打碎和混合食物，这种消化方式就叫机械消化。机械消化的重点就是单纯地把食物弄小。"

"那化学消化呢？"

"化学消化不只是把食物弄小，而是通过化学反应把原来的物质变成另一种物质。淀粉由多个葡萄糖分子组成，唾液可以把淀粉分解成由两个葡萄糖分子组成的麦芽糖，淀粉和麦芽糖就是完全不同的物质哦。"

"哇，真的吗？好神奇啊，化学消化竟然能把一种物质变成另一种物质。"

罗喜喜一边仔细记笔记，一边回味着。

"不只是口腔，其他消化器官也会同时进行

罗喜喜的科学词典

化学反应 一种物质可以自己变身，或者和其他物质反应，从而改变物质的性质、结构，变成一种全新物质的过程。

机械消化和化学消化哦。有些消化器官也会分泌像唾液这样的液体来改变物质。化学消化过程中分泌的液体叫'消化液'。我们待会儿要学的胃和小肠也会分泌消化液。"

罗喜喜恍然大悟地说：

"没想到消化是这么复杂的过程！我还以为只要吃就行了呢。"

"哈哈，这些复杂的工作都是我们的身体完成的。所以以后要细嚼慢咽，让口腔充分消化食物哦。"

这时，不知从哪里传来咕噜噜的声音，大家都朝声音传来的方向看去。许多多笑嘻嘻地说：

"老师，一直说吃，说得我都饿了。我们去吃蛋炒饭吧！当然，就由老师来请客……"

"哈哈！好啊，我心情不错，走吧！"

重点总结

舌头负责把食物和唾液充分混合并团成小团送入咽喉。在口腔中，牙齿和舌头负责机械消化，唾液负责化学消化。

口腔消化食物的方法 第三篇：舌头

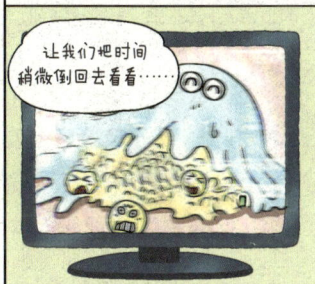

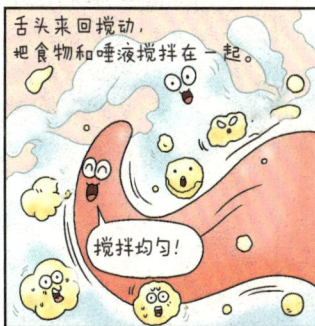

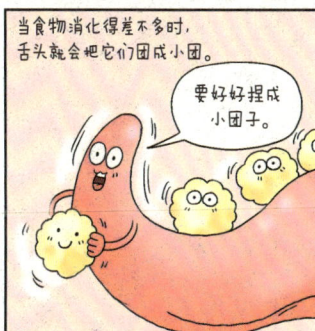

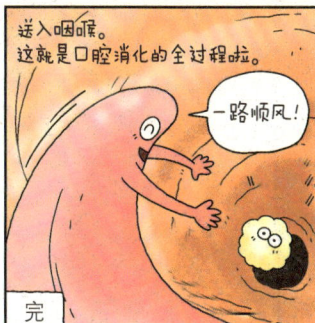

让我们把时间稍微倒回去看看……

舌头来回搅动，把食物和唾液搅拌在一起。

搅拌均匀！

当食物消化得差不多时，舌头就会把它们团成小团。

要好好捏成小团子。

送入咽喉。这就是口腔消化的全过程啦。

一路顺风！

完

罗喜喜的**学习笔记**

1. 消化

① 把食物 [a] 成细胞能够吸收的大小。

② 消化食物的器官：口腔、食管、胃、小肠、大肠、肛门。

③ 分泌消化液帮助消化的器官：肝脏、胰腺、胆囊。

2. 消化的种类

① [b] 消化：像机器一样打碎和搅拌食物的过程。

② 化学消化：通过 [c] 分解食物中的营养物质的过程。

3. 口腔的消化作用

① 牙齿：机械消化

·切割、撕裂和磨碎食物。

② [d] ：化学消化

·由唾液腺分泌，分解淀粉。

·食物块越小，与唾液接触的总表面积就越大，消化得也越好。

③ [e] ：机械消化

·像揉面团一样把食物和唾液混合，团成小团送入咽喉。

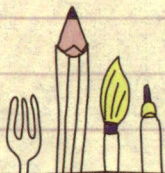

ⓐ 分解 ⓑ 机械 ⓒ 消化液 ⓓ 唾液 ⓔ 舌头

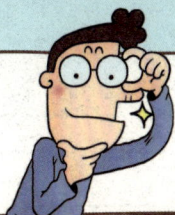

科学小达人 大挑战!

●答案在第114页

01

同学们正在讨论这节课学到的内容。请判断对错，对的打"√"，错的打"×"。

① 牙齿把食物磨碎是机械消化。　　（　　　　）

② 食物块越大，与唾液接触的总表面积越大。　（　　　　）

③ 舌头负责混合唾液和食物。　　（　　　　）

02

口腔消化"三剑客"——牙齿、唾液和舌头在对话。
根据"提示"在对话框里填入相应的编号。

> **提示**
>
> ① 没有我的话，食物和唾液就无法充分混合。
>
> ② 我通过机械消化把食物弄碎。
>
> ③ 我通过化学消化把营养物质分解得更小。

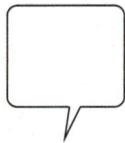
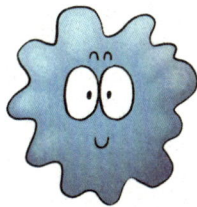
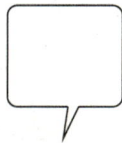
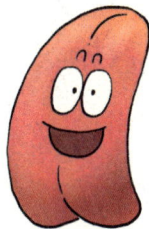

牙齿　　　　唾液　　　　舌头

龙老师的
科学小课堂

欢迎大家来到
科学界的人气明星
——龙老师的科学小课堂。

今天要分享什么有趣的知识呢?

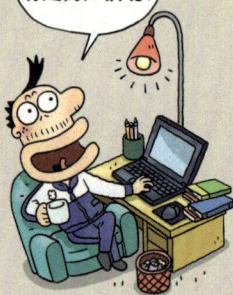

嫌弃唾液? 感谢唾液!

在电视剧或电影里,我们经常可以看到人们会朝关系不好或讨厌的人吐口水。吐口水表示厌恶或嘲笑,这背后隐含着口水是脏的、不好的这种想法。但其实唾液是我们身体里非常宝贵的物质,现在我来告诉大家为什么。

在这节课上我们知道了唾液能分解淀粉,其实唾液还能分解脂肪呢,虽然只能分解一点点。

正是因为这个功能,婴儿们才能喝母乳长大。这是什么意思呢? 母乳中含有大量脂肪,而刚出生的婴儿消化器官功能不完善,还不能分解脂肪,所以只能靠口腔里的唾液来分解脂肪。

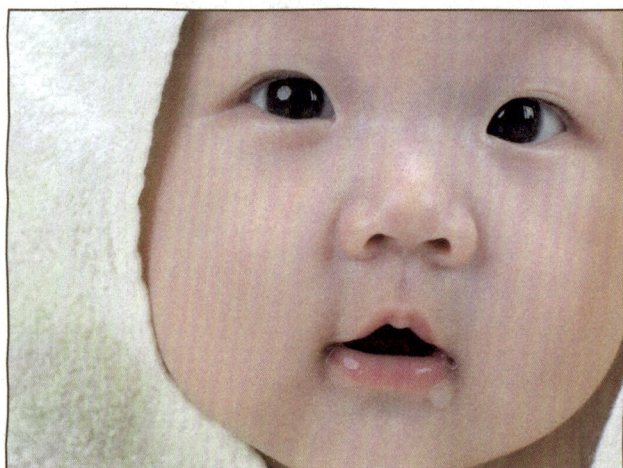

▲ **流口水的婴儿** 唾液能分解少量脂肪,所以新生儿能消化母乳中的脂肪。

唾液还能帮我们获取重要信息。唾液里含有遗传信息，能显示每个人的独特特征，所以它还可以成为侦破案件的证据。比如警察可以采集犯罪嫌疑人的唾液，并将其与犯罪现场留下的罪犯的遗传信息进行对比，如果两份遗传信息相同，那这个嫌疑人就是罪犯。

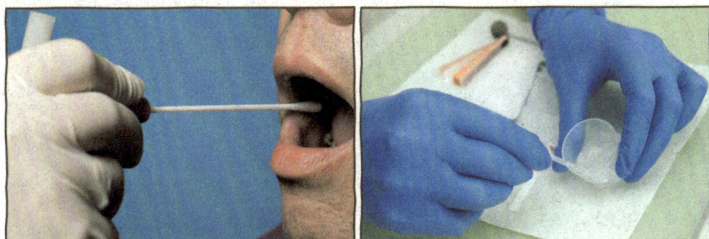

▲ **采集唾液的场景** 用棉签等工具从口腔里采集唾液，检查唾液中的物质就能获得这个人的遗传信息。

除此之外，唾液还能杀菌和预防蛀牙、加快口腔内伤口的愈合。怎么样？了解了这些后，大家是不是觉得我们非但不应该嫌弃唾液，反而该感谢它呢？

唾液真是太厉害了！

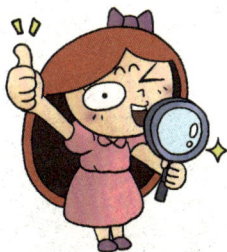

欢乐留言板

从现在开始要珍惜唾液了！

└ 呸！给你分享我珍贵的唾液。

└ 好脏啊！

└ 唾液里可能含有传播疾病的细菌，不要随便吐口水哦。

└ 知道了……呜呜——

第3课 | 胃

胃为什么像个袋子？

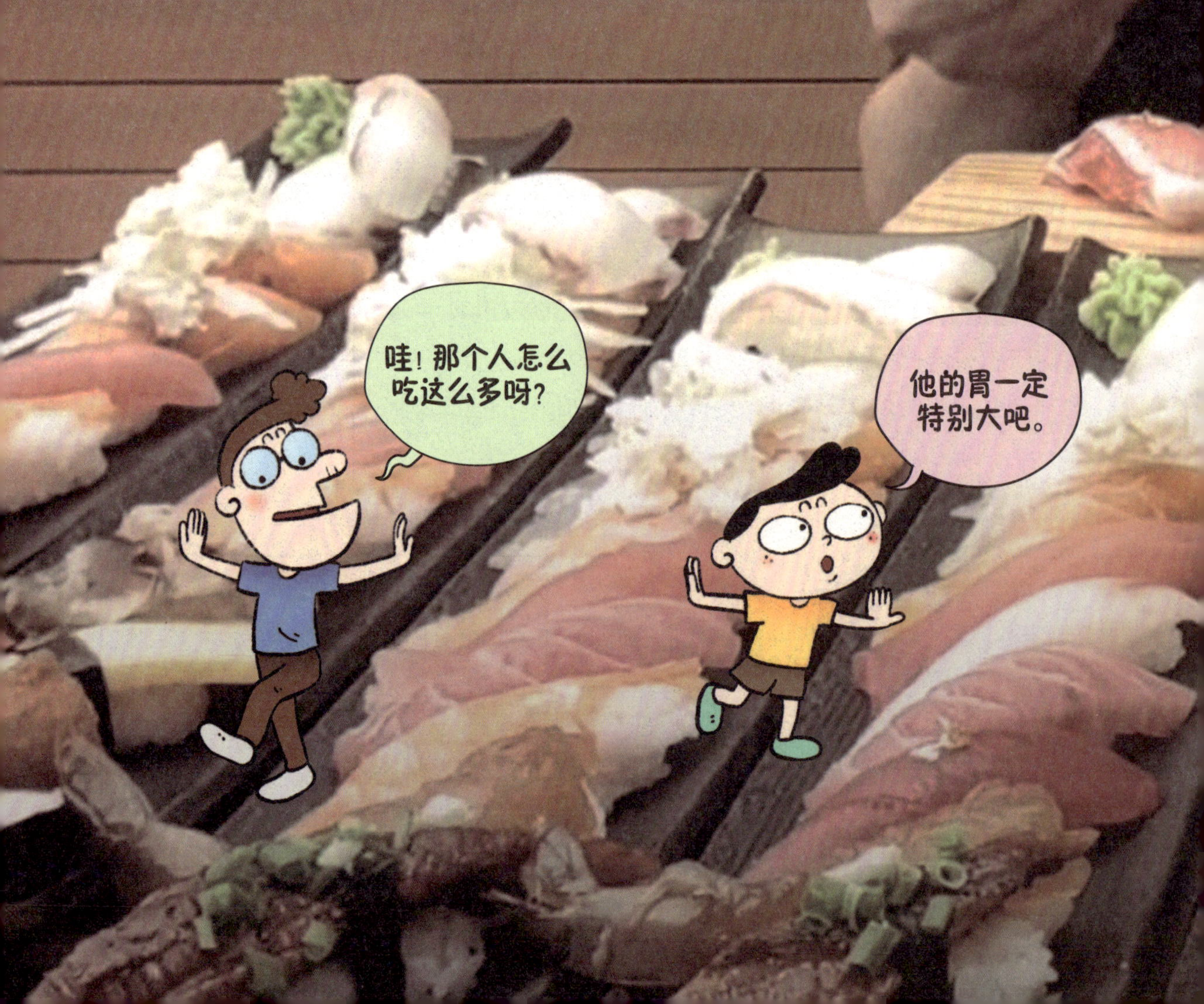

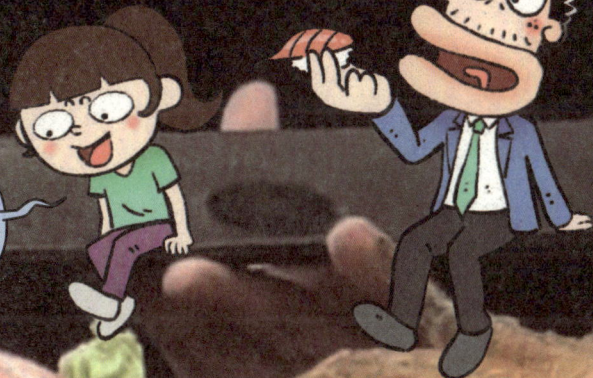

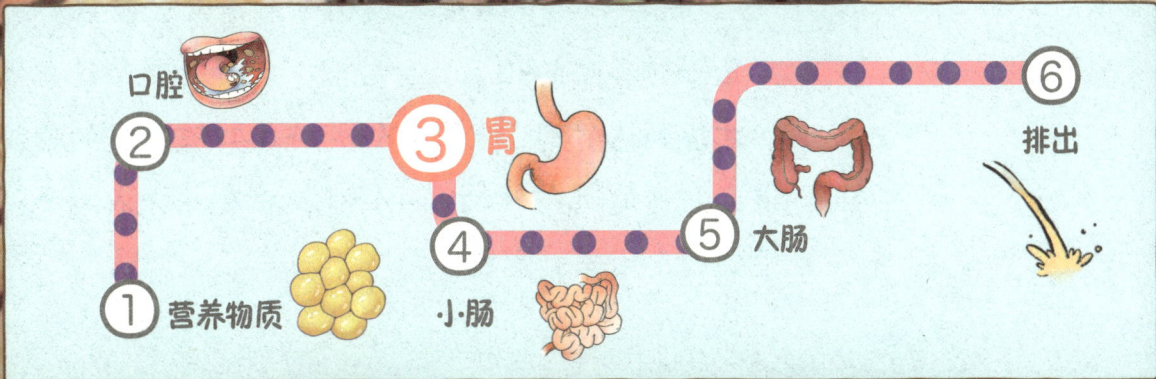

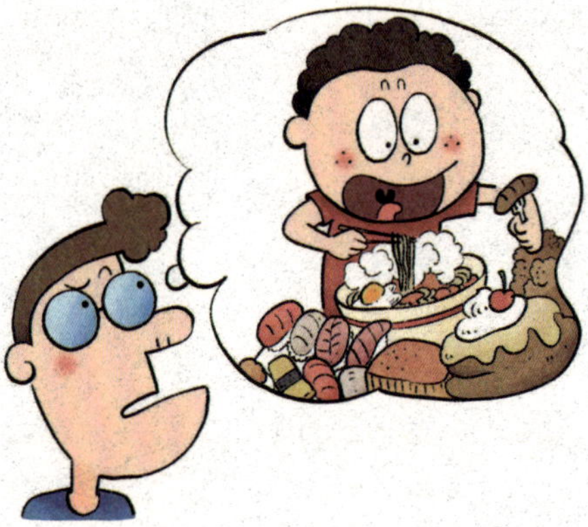

"老师！人一次能吃多少东西啊？"

一见到龙老师，王秀才就急着问道。

"因人而异。你为什么这么问呢？"

"我在网上看到，有人一次能吃10碗泡面，还有人能一口气吃100个点心！他们怎么能吃下这么多食物啊？"

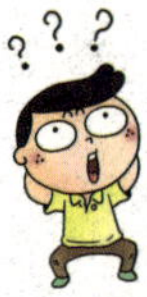

咽下的食物都去哪儿了？

"这要归功于胃啦。我们来看看食物在身体里是如何移动的吧。从口腔咽下的食物要经过食管才能到达胃部，食管就像是连接口腔和胃的通道，它通过肌肉的收缩和舒张，把食物分成大小适宜的小团送到胃里。"

"为什么不能一次性把食物都送下去，而是要分成一小团一小团的呢？"

"如果食物团太大，可能会卡在食管中间，送不到胃里去。卡在食管中间的食物会压迫旁边的气管，导致呼吸困难。"

"咳！看来一定要把食物嚼碎了再咽下去。"

"对，食物经过食管后就会进入胃部，然后胃壁内侧的胃腺会分泌消化液，这种消化液叫胃液。"

"口腔分泌的消化液叫唾液，胃分泌的消化液叫胃液？"

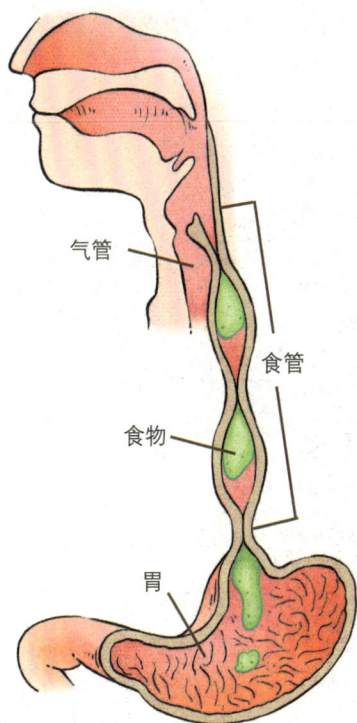

气管
食管
食物
胃

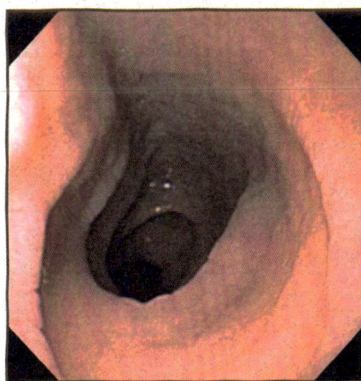

▲ 食管

◀ 食管的消化作用 食管通过肌肉运动推送食物。食物只能从口腔向胃部单向移动，所以即使倒立着吃东西，咽下的食物也不会回到嘴里。

"对，胃液是**强酸性**的，能分解食物中的蛋白质。胃液负责化学消化。"

"原来唾液能分解碳水化合物，胃液能分解蛋白质啊。"

"嗯，不过还有一件事要记住，还记得我们说过人体主要由蛋白质构成吗？胃也主要由蛋白质构成，所以理论上来说，胃液可能会把胃也溶掉！"

"啊！胃里产生的胃液会把胃溶解掉吗？"

"天哪！我的胃！"

龙老师安抚着惊慌的孩子们说：

"别担心。胃壁除了分泌胃液，还会分泌保护胃的**黏液**，把整个胃壁包裹起来，所以胃液不会直接接触到胃壁，哈哈！"

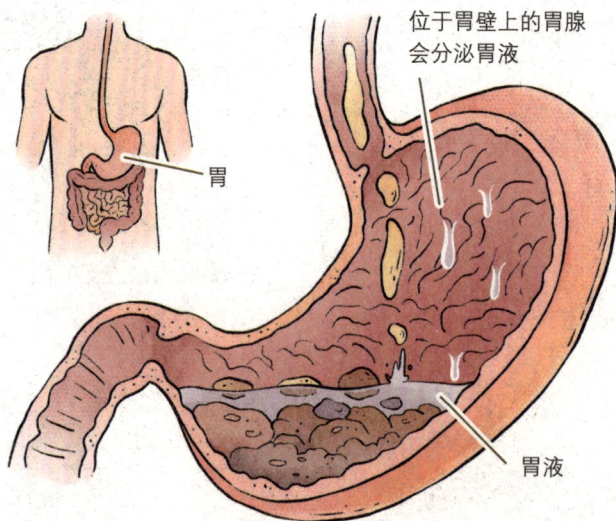

位于胃壁上的胃腺会分泌胃液

胃

胃液

▲ **胃的化学消化** 当食物到达胃部时，胃壁上的胃腺会分泌胃液。

"哇——太好了！真是吓死我了。"

"所以我的胃才能够安然无恙啊。"

郭小豆松了一口气。

"那我们的胃里只进行化学消化吗？"

"不是哦，胃里也进行机械消化。胃壁整体负责机械消化，胃壁的蠕动可以把胃里的食物和胃液搅拌在一起，就像和面团一样。"

"在口腔里是舌头把唾液和食物搅拌在一起，在胃里是整个胃壁动起来搅拌胃液和食物。对吗？"

"就是这样！"

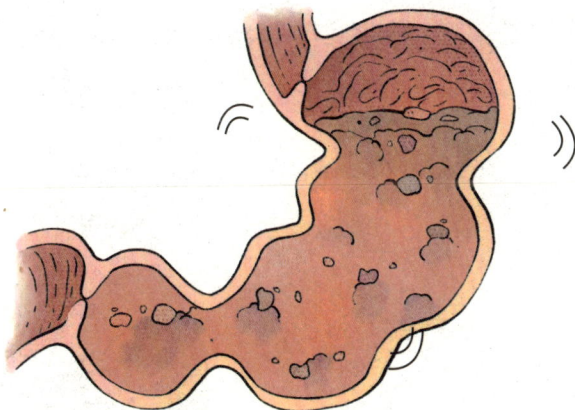

▲ **胃的机械消化** 胃的蠕动使胃液和食物充分混合。

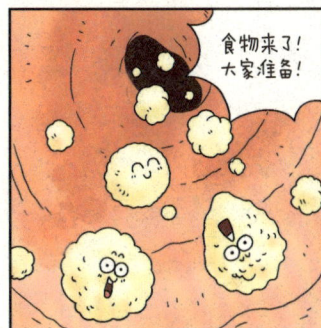

重点总结

　　从口腔咽下的食物经过食管到达胃部。在胃里，胃液进行化学消化，同时蠕动的胃壁进行机械消化。

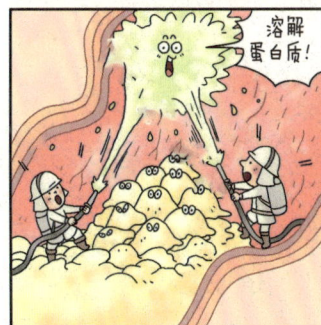

食物来了！大家准备！

溶解蛋白质！

胃大人！我们不小心把胃液射到胃壁上了，怎么办？

没关系！继续射！

我早就料到会这样，所以在胃壁上涂了黏液。

怎么能吃这么多？

"老师，消化食物需要多长时间啊？我在网上看到有人可以一直吃、一直吃，他是不是消化特别快啊？"

何大壮一脸美慕地问道。

"可不是因为消化快哦，而是因为胃可以装很多食物。胃就像一个袋子，能存放很多食物慢慢消化。"

"那消化食物需要多久呢？"

"食物一般在胃里停留2—4个小时。正是因为这样，我们在这段时间里才不会觉得饿。等胃里的食物消化完，进入下一个消化器官后，肚子就会咕噜咕噜叫，我们又会觉得饿了。"

这时，郭小豆的肚子发出咕噜声。

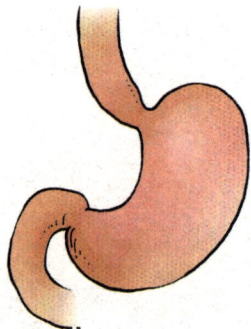
胃

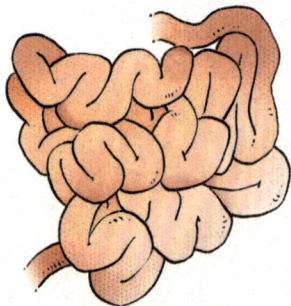
小肠

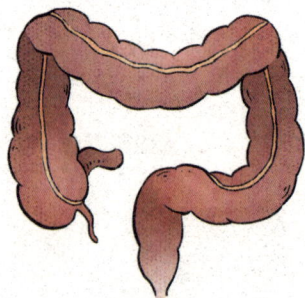
大肠

▲ **不同形状的消化器官** 胃像袋子一样，可以储存大量食物并慢慢消化；而小肠和大肠则像长长的管道，食物在里面边走边消化。

"老师，我的胃好像已经空了，有什么吃的可以填填肚子吗？"

"哈哈，有有有！"

龙老师从讲台下拿出饼干分给孩子们，继续说道：

"如果胃不是这样的形状，我们可能就要不停地吃饭，因为胃很快就会空，我们也很快就会饿。"

"老师，就算胃像袋子，也不能一次吃下 10 碗面或 100 个寿司吧？"

"也不是不可以哦，这是因为胃可以伸展。"

龙老师展示了一张新的图片。

"胃壁有三层肌肉，可以向各个方向伸展，而且内侧有很多褶皱，能够伸缩自如。所以胃空的时候是皱缩的，当食物多了胃就会被慢慢撑大。"

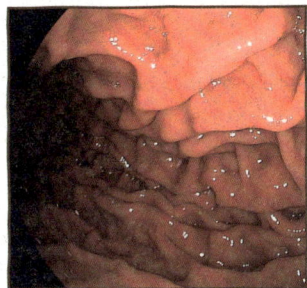

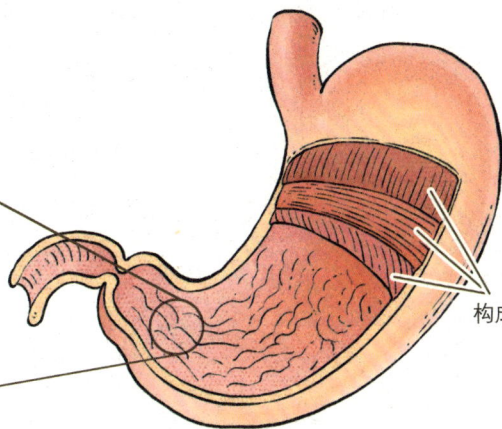

构成胃壁的三层肌肉

▲ 胃壁的褶皱

▲ 胃的构造

神奇的身体隧道！ 55

"原来褶皱展开，胃就能变大啊。"

"对，而且胃的周围没有骨头，所以它可以自由扩张。"

何大壮兴奋地欢呼：

"太好了！那岂不是想吃多少就可以吃多少？反正胃能伸展。"

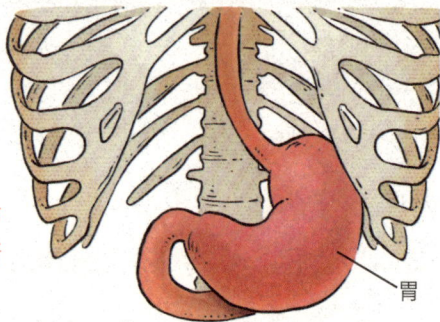

▶ **胃的位置** 胃在左侧肋骨下方，周围没有骨头阻挡，所以能够充分扩张。

"能吃当然是好事，但吃太多可不行。如果胃撑得太大，会压迫周围的器官，比如肝脏、胰腺和小肠。"

许多多若有所思地嘀咕：

"哼，就说吃太多不好吧。"

龙老师继续说：

"一般来说，成年人的胃能容纳约 1.5 升的食物，大胃王能吃下两倍多的量，容纳 4 升食物。"

"4 升是多少啊？"

"一个大饮料瓶的容量大约在 1.5—2 升，4

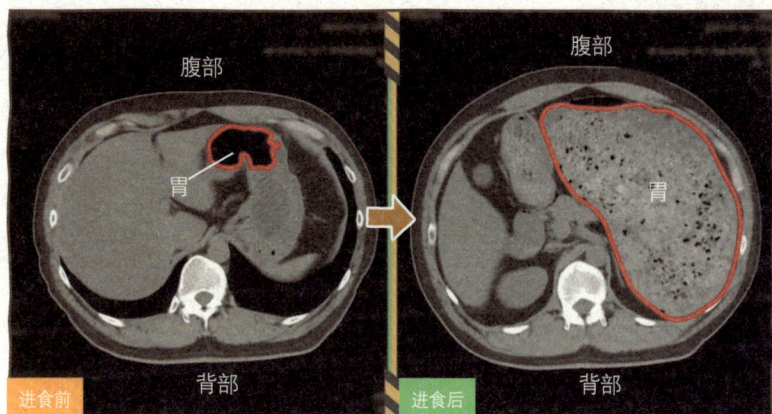

▲ **吃下 100 多个寿司后的胃** 吃下 100 多个寿司后，胃的体积扩大了约 60 倍，甚至扩展到了周围器官的区域。

升相当于两个多饮料瓶的量。"

"哇！胃里居然能装下两大瓶饮料？"

"哈哈，大多数动物的胃都是这样，能够储存大量食物慢慢消化。这样即使暂时找不到食物，它们也能继续吸收胃里的营养来获取能量。"

重点总结

胃是一个袋状的消化器官，由三层肌肉构成，内侧有许多褶皱，容易伸展。因此胃能储存大量食物慢慢消化。胃一般能容纳约 1.5 升的食物，最多可容纳约 4 升的食物。

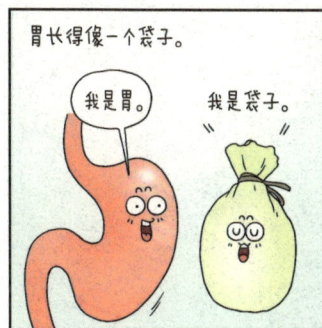

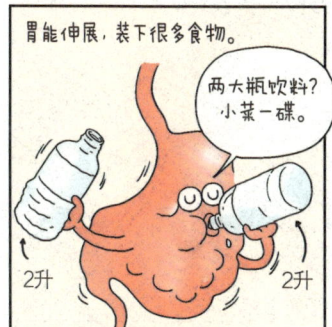

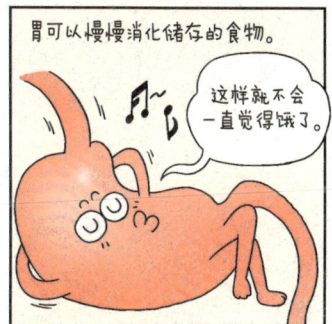

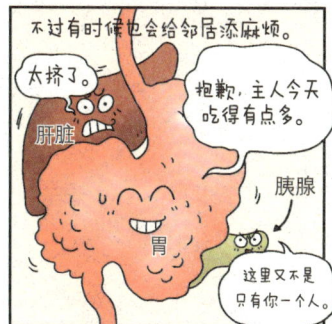

食物为什么只往下走?

"老师,要是吃得太多胃装不下,食物会不会从嘴里返上来啊?"

"哈哈,别担心。一般来说,吃下去的食物不会再吐出来。因为消化器官的入口和出口都有括约肌控制着,不光是食管和胃,肠子里也有括约肌。"

"括约肌?那是什么?"

"括约肌是一圈厚实的环状肌肉,能控制通道的开合,让食物慢慢通过。括约肌只在食物通过时才打开,其他时候都是紧闭的,所以食物不会倒流回来。"

郭小豆仔细看着括约肌的图片,说道:

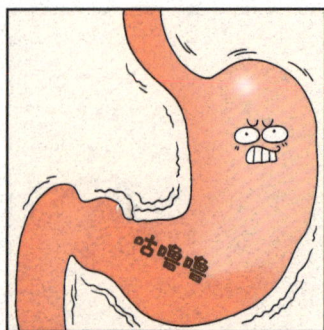

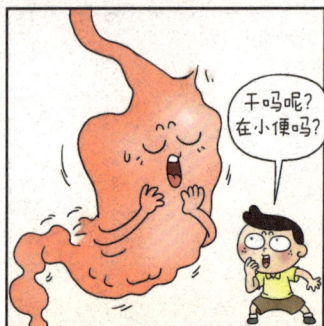

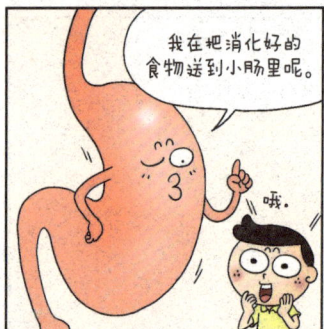

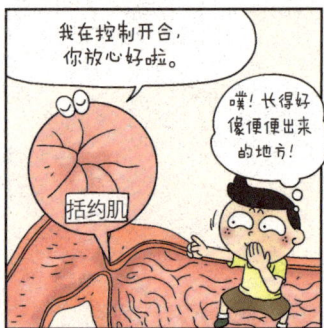

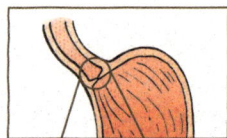

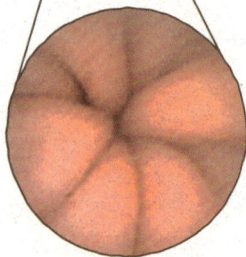

咕噜噜

干吗呢?在小便吗?

我在把消化好的食物送到小肠里呢。

哦.

我在控制开合,你放心好啦。

噗!长得好像便便出来的地方!

括约肌

▶ 胃部入口和胃部出口的括约肌

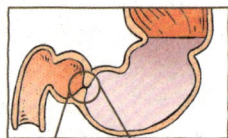

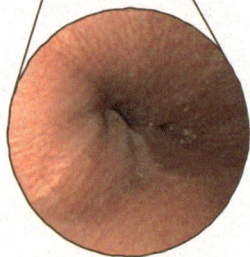

胃部入口的括约肌

胃部出口的括约肌

"老师，括约肌长得好像便便出来的地方哦，哈哈！"

"哈哈，这很正常，肛门也是括约肌啊。"

"那胃里的食物进入小肠时，是不是也像便便出来的时候一样？"

"这……你能不能别说这么恶心的事？"

看到孩子们闹哄哄的，龙老师微笑着说：

"这个我们以后会学到，其实它和排便不太一样。胃消化后的食物像稀粥一样，会慢慢地进入小肠。"

"更恶心了！怎么连老师也这样！"

"哈哈，这是事实嘛。好了，今天的课就到这里！"

▼ **食物从胃到小肠的运动过程**
胃壁的肌肉从上往下蠕动，把食物送入小肠。

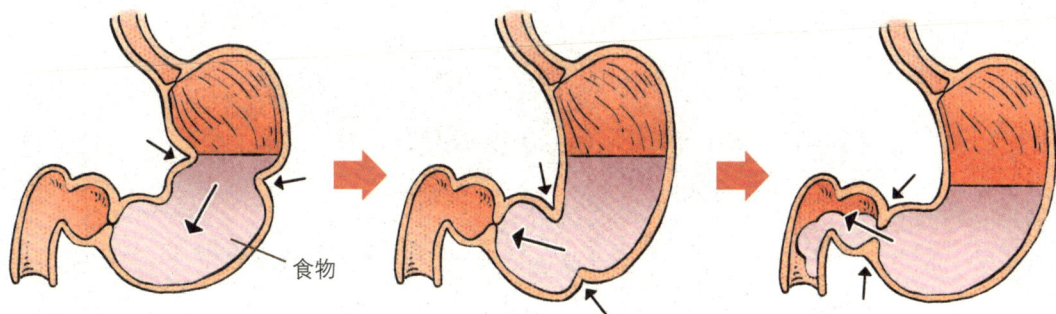

食物

重点总结

　　胃消化的食物会慢慢进入小肠，胃的入口和出口都有环状的括约肌，控制食物慢慢通过，防止食物倒流。

1. 胃的形状和特点

① 由三层肌肉构成的袋状器官，内壁有许多 ⓐ _____ ，容易伸展。

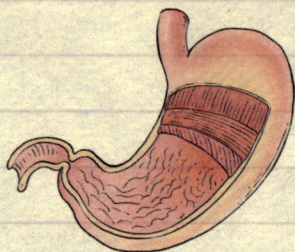

② 一般成年人的胃一次可以容纳1.5升，最多4升的食物。

③ 入口和出口有环状肌肉构成的 ⓑ _____ ，只在食物通过时打开，消化时紧闭。

④ 出口会慢慢地把消化好的食物送入小肠。

2. 胃的消化作用

① 机械消化：胃壁伸缩运动，搅拌胃内的食物和消化液。

② 化学消化：胃壁分泌胃液和黏液来分解食物，也会保护胃壁。

· 胃液：非常强的 ⓒ _____ 物质，可消化 ⓓ _____ 。

· ⓔ _____ ：主要由蛋白质构成，包裹胃壁防止其被胃液腐蚀。

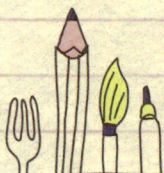

ⓐ 褶皱 ⓑ 括约肌 ⓒ 酸性 ⓓ 蛋白质 ⓔ 黏液

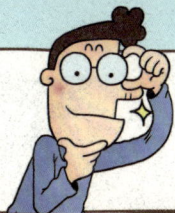

● 答案在第115页

01

同学们正在讨论这节课学到的内容。请判断对错，对的打"✓"，错的打"✗"。

① 🧑 胃可以消化碳水化合物、蛋白质和脂肪。(   )

② 🧑 胃会分泌强酸性的胃液。   (   )

③ 🧑 胃的入口和出口可以随时开合。   (   )

02

找出我们身体中能储存大量食物并进行消化活动的器官。顺着正确的说法爬梯子，画出正确的路线吧！

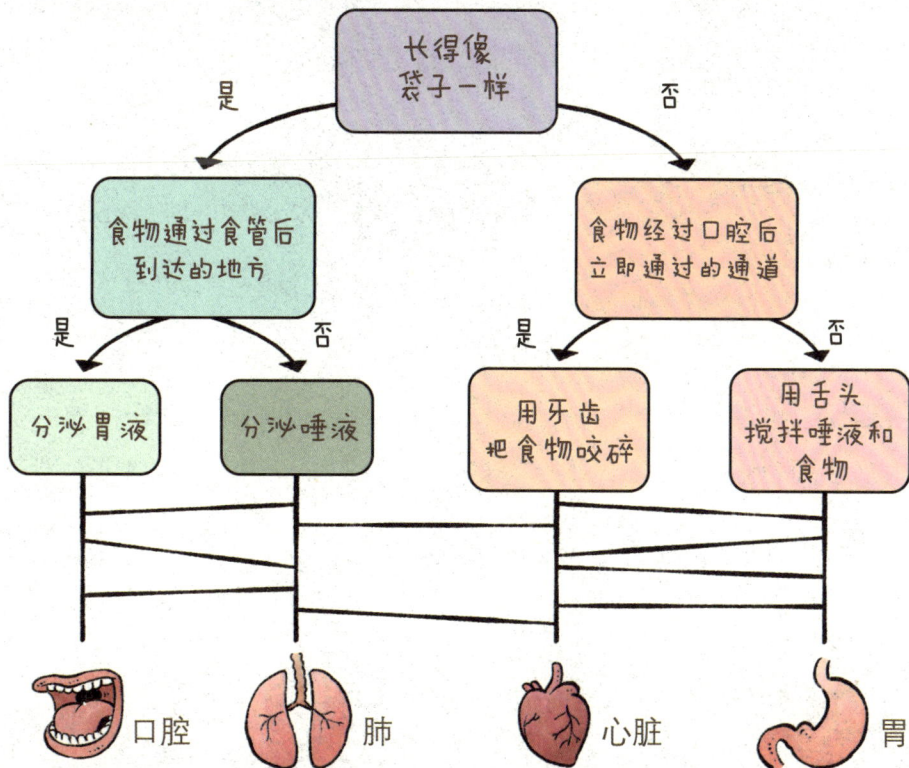

长得像
袋子一样

是 ← → 否

食物通过食管后
到达的地方

食物经过口腔后
立即通过的通道

是 ← → 否   是 ← → 否

分泌胃液   分泌唾液   用牙齿
把食物咬碎   用舌头
搅拌唾液和
食物

口腔   肺   心脏   胃

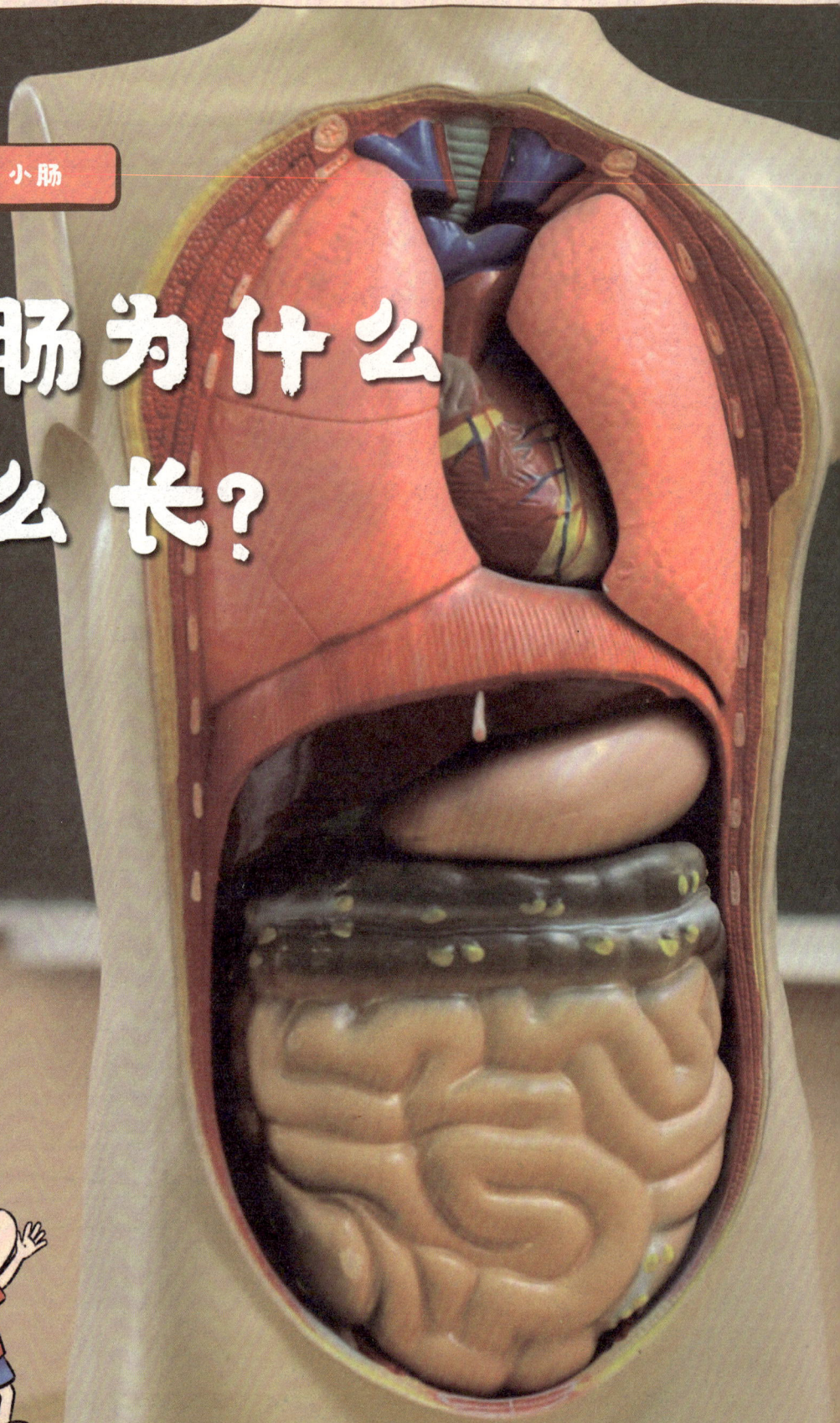

小肠为什么这么长？

哇！
人体模型！

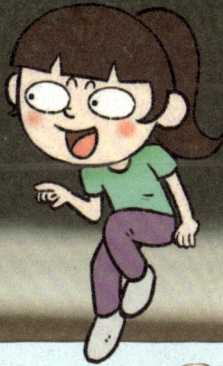

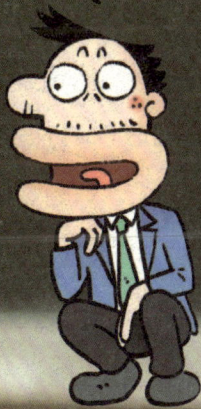

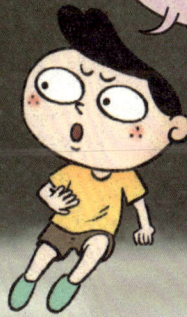

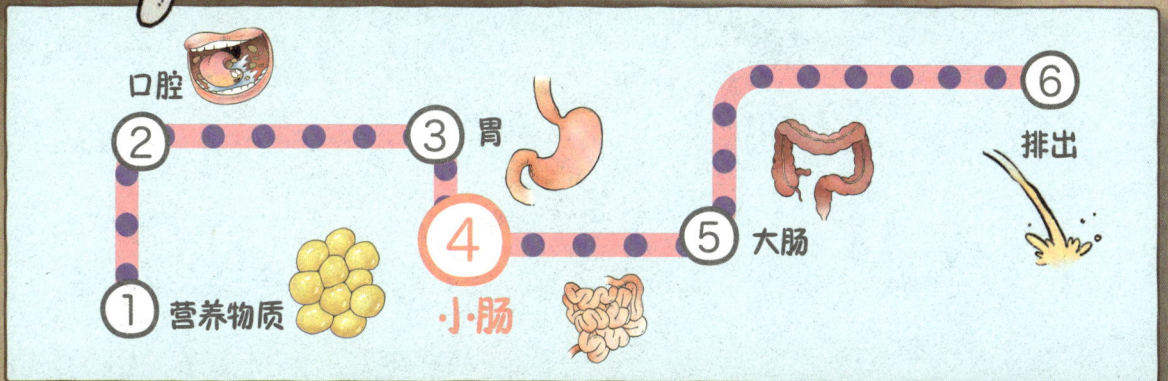

小肠有6米长？

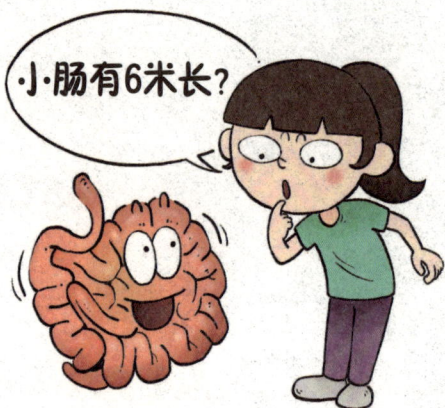

罗喜喜从科学实验室的书架上抽出一本书，惊呼道：

"你们知道吗？我们肚子里的小肠居然有6米多长！"

郭小豆回应说：

"不可能！6米，那可是我身高的好几倍，6米的小肠怎么可能全都放进我的肚子里呢？"

"快看这本书！上面明明写着6米。"

"啊？真的呢。"

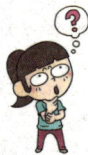

小肠为什么这么长？

"你们在惊讶什么呢？"

走进科学实验室的龙老师满脸困惑地问道。

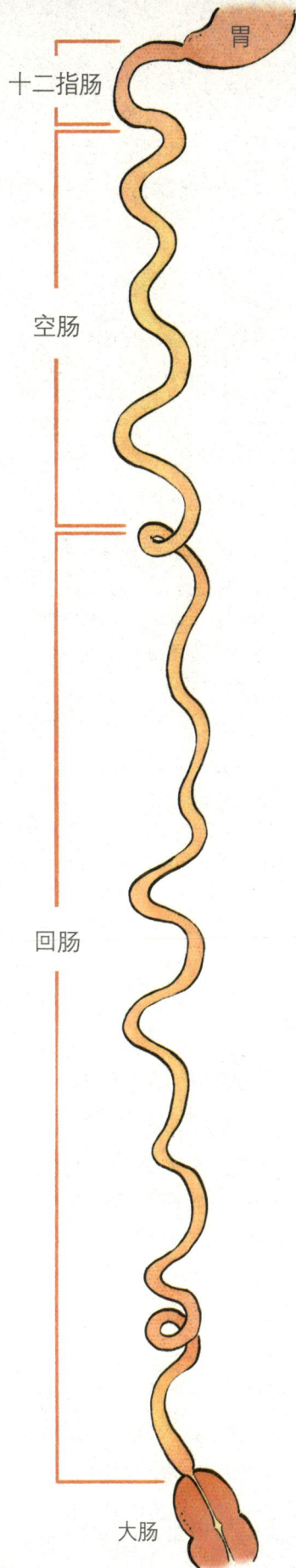

"老师，肚子里的小肠真的超过6米吗？"

"光想想就觉得可怕。"

孩子们的发言逗笑了龙老师：

"哈哈！一般成年人的小肠约为6米，小朋友的通常会短一些。小肠那么长是有原因的。"

"那小肠为什么那么长呢？"

"首先我们要了解小肠的形状，它需要消化从胃里来的食物，并将其送往大肠。它的粗细大约为3厘米，长度约为6米，呈弯曲状，因此叫作小肠。小肠后面是比较粗的大肠。"

"所以小肠和大肠是通过粗细来区分的？"

"对，小肠大致分为三个部分，与胃相连的前端大约25厘米，叫作十二指肠；接下来的部分长度约为2.5米，称为空肠；剩下的部分叫作回肠。十二指肠就像口腔里的唾液腺和胃里的腺体，负责分泌消化液和黏液。"

"小肠也会分泌黏液吗？"

"对的。小肠分泌黏液是为了保护自己，因为从胃里来的食物和胃液混合在一起，具有很强的酸性，而小肠本身主要由蛋白质构成，如果直接接触强酸，会受到损伤。所以十二指肠会分泌黏液，包裹小肠肠壁来保护它。"

▶ 小肠的结构

胃

十二指肠

空肠

回肠

大肠

罗喜喜翻看着笔记本说道：

"胃里也会分泌黏液来保护胃壁，小肠也会分泌黏液。"

"没错。小肠里有三种消化液：由肝脏分泌的胆汁、胰腺分泌的胰液，还有小肠分泌的小肠液。"

"为什么消化液有三种呢？"

"因为每种消化液分解的营养物质不同。胰液和小肠液都能分解蛋白质、碳水化合物和脂肪，而胆汁则有助于分解脂肪。"

"那蛋白质、碳水化合物和脂肪在小肠里就都被分解掉了吗？"

"对，在小肠中，三大营养物质都会被分解。事实上，从胃里来的食物还没有完全消化，尤其是脂肪，等到了小肠，脂肪就能被完全消化掉。"

"哇，小肠小肠，工作量可不小呢！"

"再告诉大家一个小秘密。小肠中的消化液里含有一种共同的物质——碳酸氢盐，也能够稍微中和酸性。虽然十二指肠会分泌黏液保护肠壁，但为了以防万一，这种物质可以进一步保护小肠不受到伤害。"

"黏液和消化液重重保护着小肠呢。"

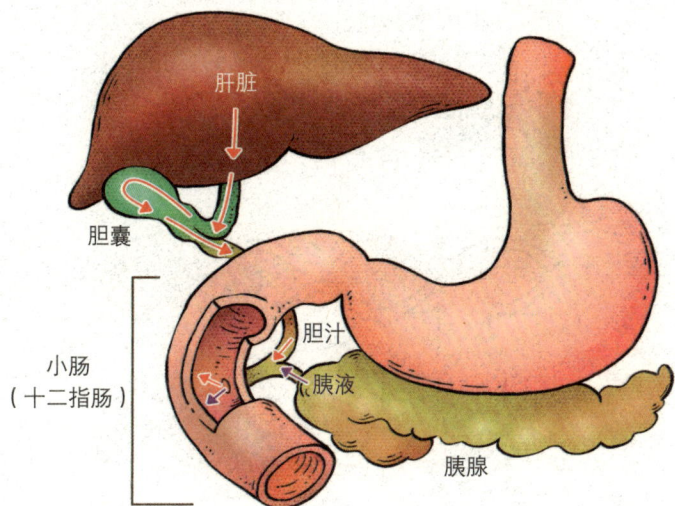

肝脏

胆囊

小肠
（十二指肠）

胆汁

胰液

胰腺

◀ **小肠的化学消化** 肝脏分泌的胆汁和胰腺分泌的胰液会注入十二指肠，再加上整个小肠分泌的小肠液，三种消化液会共同分解食物。

"没错。有了这些消化液，小肠的化学消化就能顺利进行。"

"对了，老师您说过消化分为机械消化和化学消化，那小肠里也有机械消化吗？"

"小肠也像胃一样，可以通过肌肉的收缩和舒张混合消化液与食物，把它们搅拌在一起，然后将混合物团成块，向大肠方向蠕动。"

"我肚子里的小肠竟然这样剧烈地运动着！"

"哈哈，我们吃的食物几乎都在小肠里消化，所以小肠才会这么长。"

"可是，6米也有点太长了吧？"

"小肠之所以这么长，还有一个原因呢。其实小肠除了消化食物，还有一项非常重要的工作。"

"什么工作呀？"

嗨，我是小肠，我有6米长呢。

我能消化蛋白质、碳水化合物和脂肪哦。

真的吗？

你自己一个人工作吗？

胆囊

我们不是一直在给你送消化液吗？

啊，对哦！谢谢你们！

胰腺

我们一起合作就能把食物都消化掉了！

食物

食物

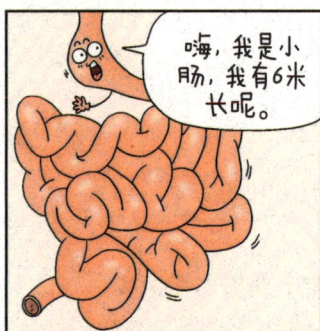

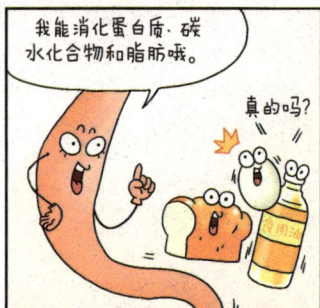

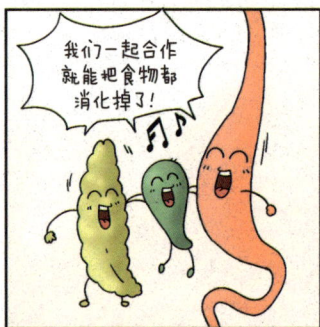

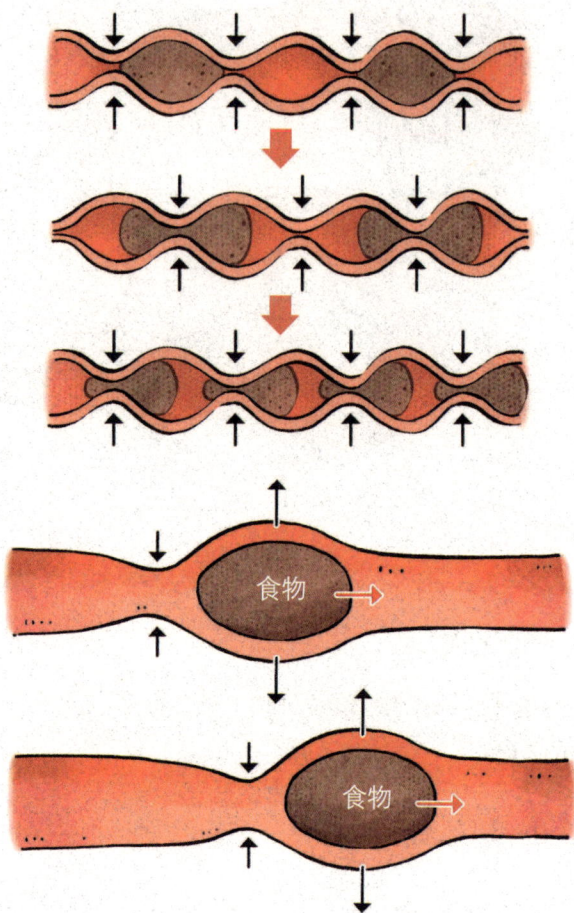

▲ **小肠的机械消化** 由肌肉构成的小肠不断收缩与舒张，将食物和消化液混合形成块状物，朝大肠方向移动。

重点总结

　　小肠会分泌黏液来保护自己，防止被酸性食物伤害。此外，小肠里面还有小肠液、胰液和胆汁，这些消化液可以分解蛋白质、碳水化合物和脂肪，这种消化属于化学消化。同时，小肠还会蠕动，有助于机械消化。

小肠内壁上的绒毛是什么?

"小肠另外的工作，就是吸收营养物质啦！食物里的营养经过口腔、胃和小肠的消化，已经被分解成特别特别小的颗粒了，这样一来，小肠壁就能进行吸收啦。"

"哇！原来小肠不只能分解食物，还能吸收营养呢？"

"对啊。你说，要想吸收更多的营养，小肠是应该长一点还是短一点呢？"

这时，王秀才一脸得意地说：

"嗯……应该要长一点吧？这样食物就能在肠子里待得更久。"

"说得对，就是要长一点。小肠越长，食物就停留得越久，小肠吸收的营养也就更多啦。而且小肠还有一个独特的构造，特别适合吸收营养呢。"

"什么构造？"

"那就是小肠内壁上长着绒毛，一起来看看小肠内壁是什么样的吧。"

"哎呀，怎么这么多毛啊。"

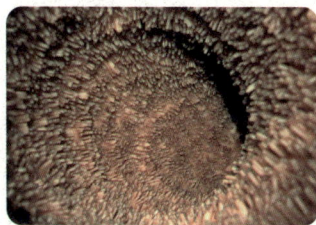

▲ 小肠绒毛

"其实绒毛不是真的毛发，而是凸起。这些凸起又小又细，排列得很密，所以看起来像是长了毛一样。"

"说是这么说，但还是觉得有点怪怪的。绒毛上面还有更小的绒毛……小肠壁为什么要长成这样呢？"

"这样才能吸收更多的营养啊。如果小肠壁是平的，就没法一次吸收那么多营养了。"

"为什么呀？平平的才更容易吸收营养吧？"

"不是这样。凹凸不平的表面比光滑平整的表面面积大得多，所以能吸收更多的营养。"

"事实是这样的吗？"

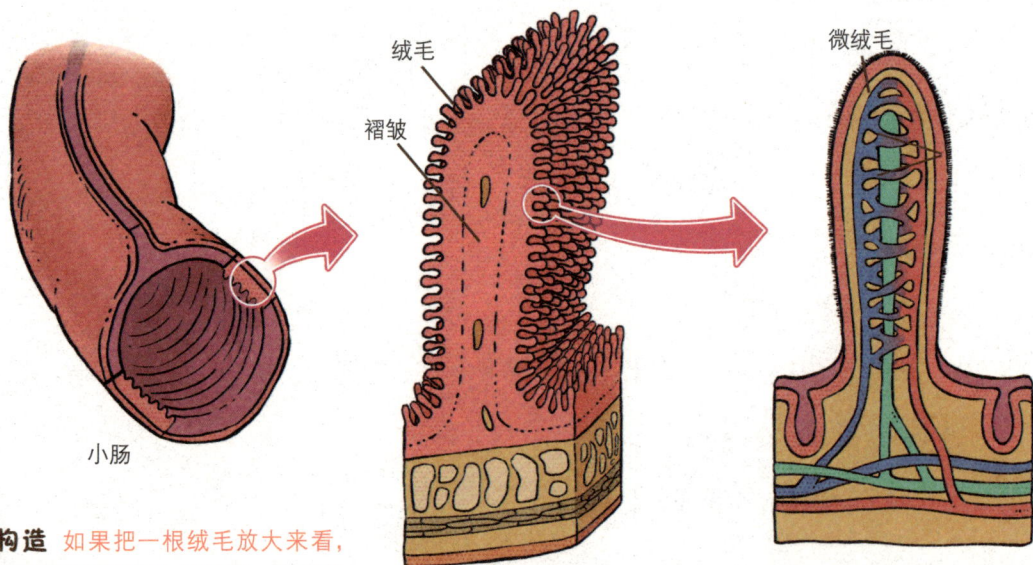

小肠

绒毛

褶皱

微绒毛

▲ **绒毛的构造**　如果把一根绒毛放大来看，它的表面还覆盖着更细小的绒毛，这叫作微绒毛。营养就是在这里被人体吸收的。

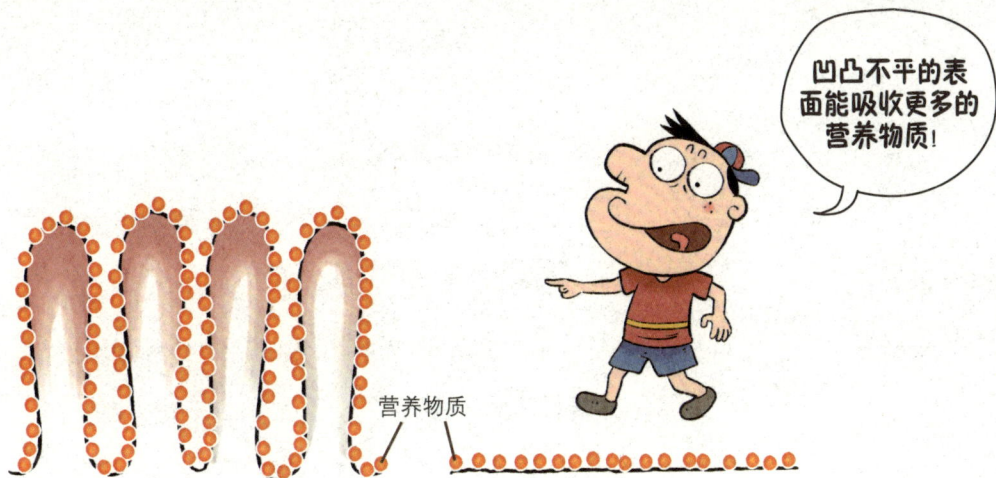

凹凸不平的表面能吸收更多的营养物质！

营养物质

▲ **表面形状与面积的关系** 凹凸不平的表面比平整的表面面积更大，有绒毛的小肠表面积约是平整的小肠表面积的 400 倍。

　　"是啊。假设现在有两个小肠，一个表面有绒毛，一个表面平滑，那么如果食物在两个小肠里待的时间一样长，有绒毛的小肠就能吸收更多的营养。大家看上面这幅图就明白了。"

　　何大壮看着图片说道：

　　"凹凸不平的表面确实比光滑的表面面积更大，有更多地方可以吸收营养。"

　　"没错，绒毛上还长着更小的微绒毛，这样表面积就更大了。"

　　"能大到什么程度呢？"

　　"大家想象一下，假如把小肠壁上的皱褶都展平，把每一根小绒毛都展开，能有多大呢？"

　　"哎呀！想象这个干什么呀？"

　　"哈哈，我是想让大家知道小肠壁的面积到

微绒毛

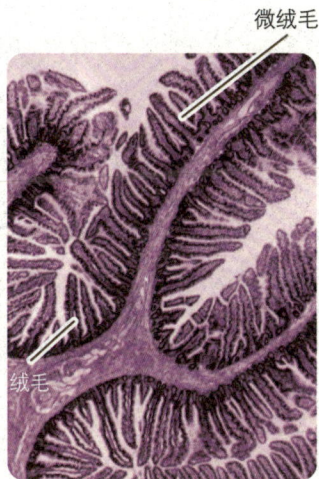

绒毛

▲ **电子显微镜下的绒毛图像**
绒毛表面布满了微绒毛。

毛细血管 像头发丝一样细的血管，遍布全身。血管就是血液运行的通道。

乳糜管 位于绒毛内部的管道，负责吸收可溶于油脂的营养物质。

▼ **小肠壁的表面积** 如果把所有的小肠绒毛展开、撑平，其面积可以覆盖一个网球场。

底有多大。如果把一个成年人的所有小肠绒毛展开、撑平，面积能有一个网球场那么大呢。"

"啊？一个网球场？"

"是啊，所以它能吸收如此多的营养物质。"

孩子们惊讶得直摇头。罗喜喜问道："那绒毛表面是怎么吸收营养的呢？"

"营养物质会进入绒毛里的**毛细血管**和**乳糜管**，葡萄糖等可溶于水的营养物质会进入毛细血管，脂肪等可溶于油的营养物质则会进入乳糜管。"

"绒毛里的管道一定特别细吧？"

"是的，大部分营养物质进入毛细血管后，

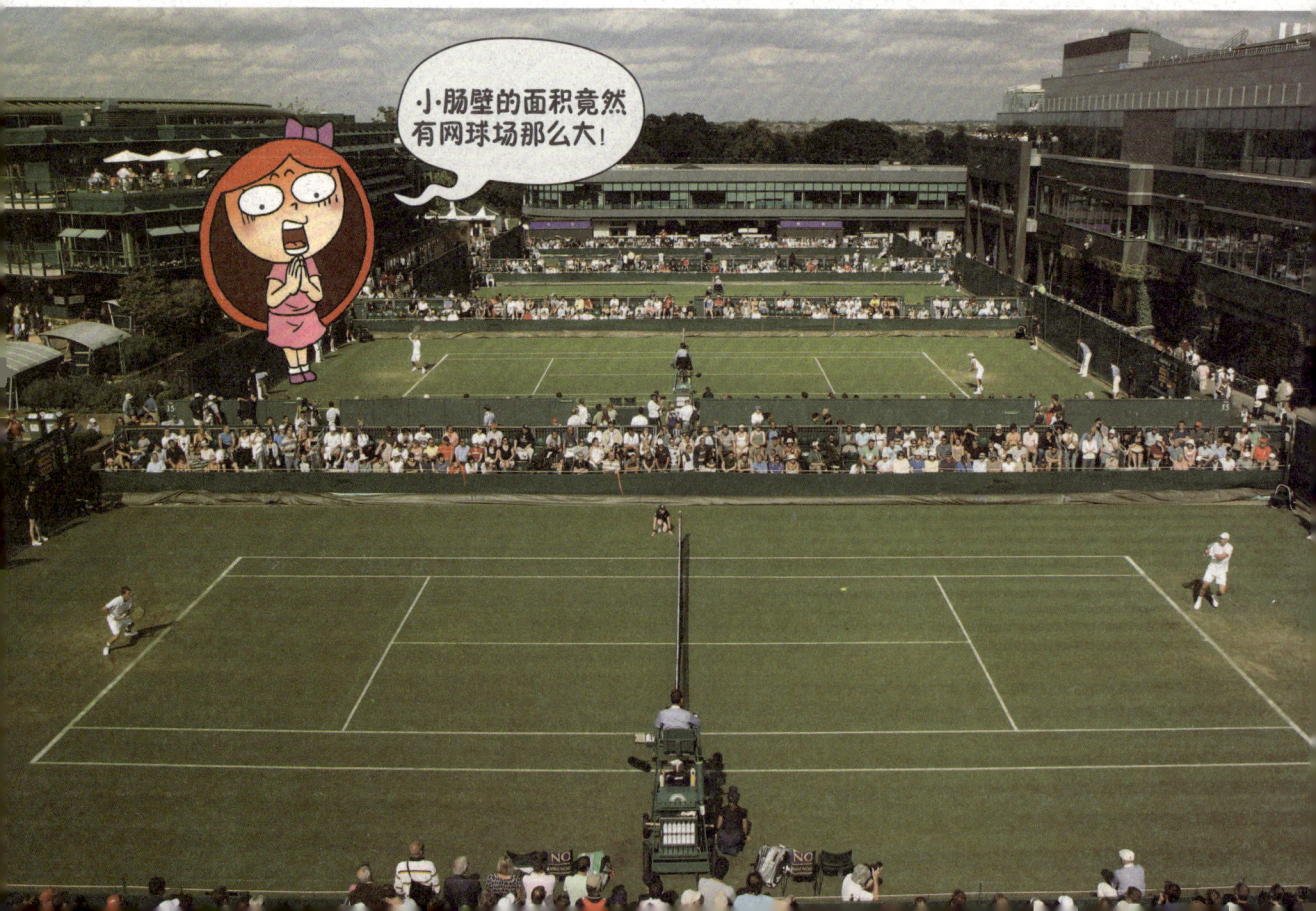

小肠壁的面积竟然有网球场那么大！

就会随着血液流到肝脏。"

"到了肝脏后会怎么样呢？"

"小肠吸收的营养物质中有一部分对身体有害，肝脏会过滤掉这些有害物质，还会把营养物质转化成细胞能利用的形式，并储存葡萄糖以备不时之需。肝脏就像一个加工厂，可以重新组装来自小肠的营养物质，把它们变成身体需要的各种物质。"

"哇，原来肝脏也这么重要啊！"

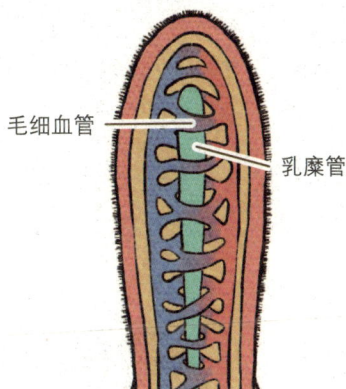

毛细血管

乳糜管

▲ 绒毛内的毛细血管和乳糜管

重点总结

小肠不仅能消化食物，还能吸收营养。小肠有特殊的绒毛构造，可以一次性吸收更多营养物质。吸收的营养物质会送到肝脏，在那里转化成人体需要的物质。

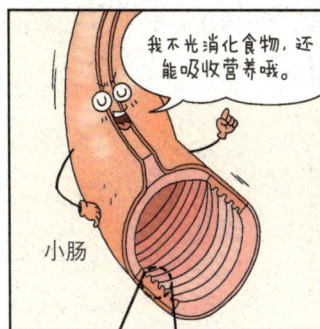

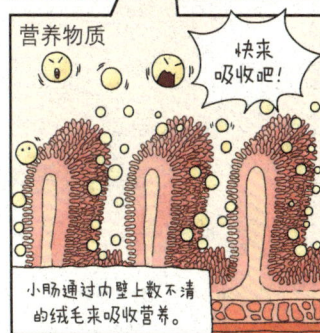

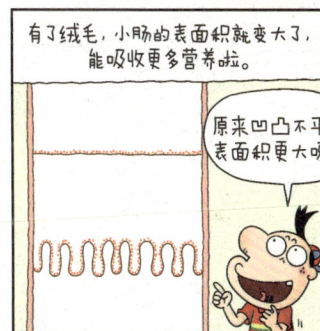

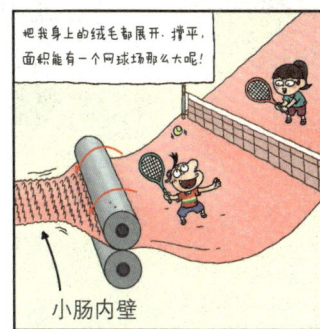

我不光消化食物，还能吸收营养哦。

小肠

营养物质

快来吸收吧！

小肠通过内壁上数不清的绒毛来吸收营养。

有了绒毛，小肠的表面积就变大了，能吸收更多营养啦。

原来凹凸不平的表面积更大呀。

把我身上的绒毛都展开、撑平，面积能有一个网球场那么大呢！

小肠内壁

再看仔细点!

人体内最大的实质性器官——肝脏

肝脏是人体内最大的实质性器官,它的重量超过1千克呢。我们为什么需要这么大的器官呢?现在我来告诉大家肝脏每天要完成的四项重要工作。

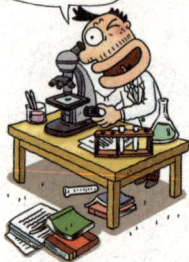

第一,肝脏会对小肠吸收的营养物质进行重新组装,并把它们制造成人体需要的形式。它主要制造蛋白质,这种蛋白质和我们从食物中获得的不太一样,必须由肝脏来制造。

第二,制造胆汁帮助消化脂肪。胆囊会把肝脏制造的胆汁先存起来,等需要消化的时候再送到小肠里去。

第三,分解氨和酒精等对身体有害的物质,去除它们的毒性。由氨转化而来的尿素是尿液中含量较多的物质,酒精则主要来源于酒。

第四,储存铁质(用于制造血液)、葡萄糖(用于提供能量)和维生素等营养物质。血糖水平较低时释放储存的葡萄糖,血糖水平较高时收集并储存葡萄糖。

怎么样?作为我们身体最大的实质性器官,肝脏要做的重要工作还真不少吧?

这次要制作什么呢?

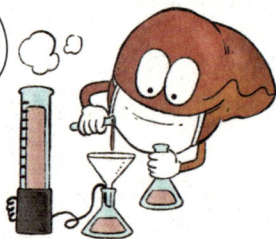

哎呀,真难闻。

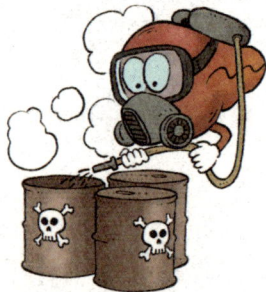

得好好储存葡萄糖才行。

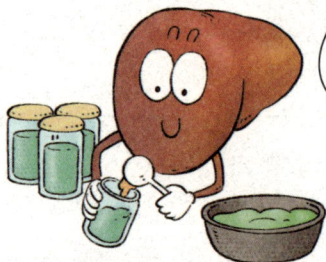

又长又细的小肠是怎么塞进肚子里的？

"小肠在消化食物时，会得到很多器官的帮助。不只是人类，其他动物的小肠也都很长，食草动物的小肠最长。"

"为什么呀？"

"这和它们吃的食物有关。食草动物主要吃植物，植物需要很长时间才能被消化完，所以需要在消化器官里停留很久。"

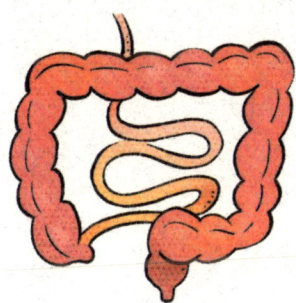

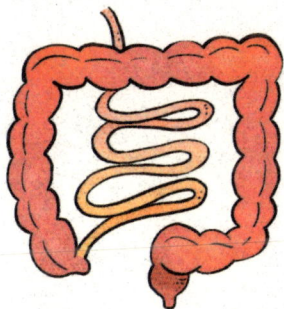

食肉动物　　　　　　　杂食动物（比如人类）　　　　　　食草动物

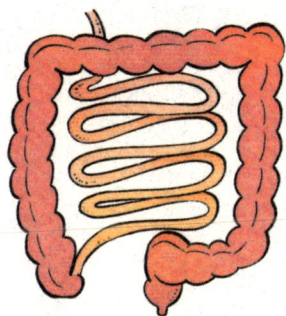

▲ **人类和动物的小肠长度** 食草动物的小肠长度约是体长的 10—20 倍，按照身体大小比例来排列，食肉动物、杂食动物、食草动物的小肠长度是依次增加的。人类属于杂食动物。

"哦，消化时间长，所以小肠才这么长啊。那食肉动物的小肠是不是比较短呢？"

"对啊。食肉动物主要吃肉，肉容易腐坏，而且肉里富含蛋白质，长期存放可能会产生对身体有害的物质。所以最好快点消化，尽快排出体外。"

王秀才仔细看着图片问道：

"食草动物的小肠真的好长啊，这么长不会在肚子里打结吗？"

"别担心，不管是食草动物还是人类，体内的器官都不会互相缠绕或打结。"

"为什么呢？"

"因为在我们体内有一层膜，能把内脏器官固定住。不只是小肠，其他器官也都紧紧地依附在这层膜上，互相连接着。"

"所有的内脏器官都贴在膜上吗？"

"是啊，如果没有这种固定装置，我们每动一下，肚子里的器官就会摇来晃去，缠在一起，那就乱成一团了。幸好有这层膜帮我们固定住内脏，这样我们才能放心运动。"

"哎呀，太好了。"

王秀才松了一口气，其他同学都笑了起来。

"老师！课也上完了，内脏也不会打结，我

们比比看谁先跑到操场吧！最后到的人请大家吃冰激凌！"

"等等我呀！"

小肠

膜

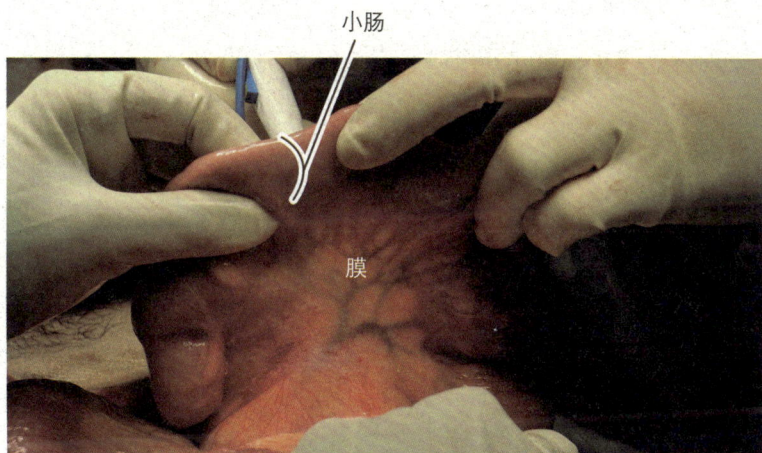

▲ **固定小·肠的膜** 这层膜不仅能固定住内脏器官，还能把小肠吸收的营养传送到肝脏，同时也能给小肠输送营养和氧气。

重点总结

动物的小肠长度是根据它们吃的食物种类来决定的。

人体里有一层固定内脏器官的膜，所以就算活动身体，内脏器官也能保持在固定位置。

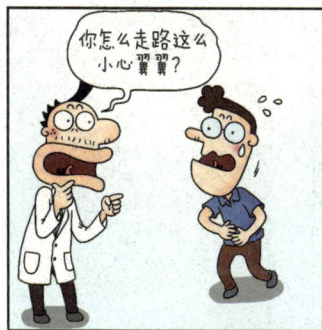

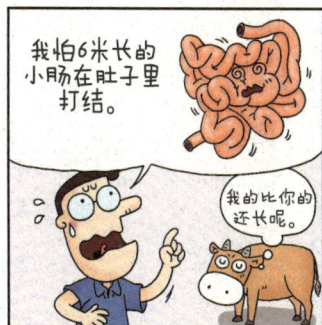

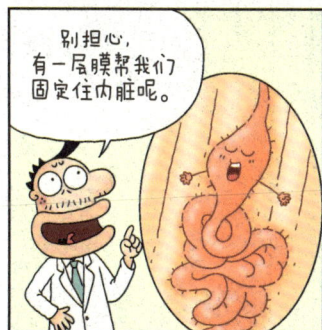

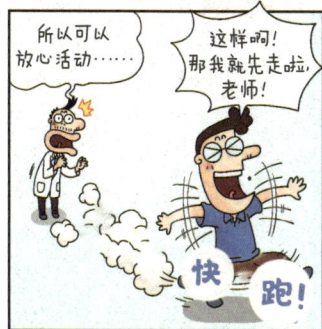

你怎么走路这么
小心翼翼？

我怕6米长的
小肠在肚子里
打结。

我的比你的
还长呢。

别担心，
有一层膜帮我们
固定住内脏呢。

所以可以
放心活动……

这样啊！
那我就先走啦，
老师！

快
跑！

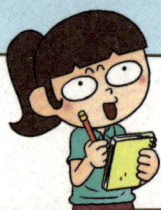

罗喜喜的 学习笔记

1. 小肠的形状和特点

① 一种消化器官，从胃部接收食物并消化，再送往 ⓐ　　　　。

② 由十二指肠、空肠、回肠组成。

③ 一般成年人的小肠长约6米，比大肠细。

④ 有一层膜将小肠固定住，防止小肠相互缠绕。

2. 小肠的消化作用

① 营养物质的分解

·小肠里有三种消化液：胰液、ⓑ　　　　　和小肠液。

·能消化蛋白质、碳水化合物和脂肪。

② 营养物质的吸收

·因为有 ⓒ　　　　 构造，小肠的内壁面积很大，可以吸收更多营养。

·被毛细血管吸收的营养物质通过血管运送到 ⓓ　　 。

3. 肝脏的作用

过滤对身体有害的物质，储存葡萄糖等营养物质。

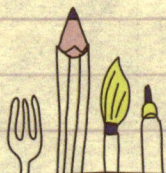

ⓐ大肠 ⓑ胆汁 ⓒ绒毛 ⓓ肝脏

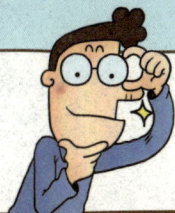

●答案在第115页

01

同学们正在讨论这节课学到的内容。请判断对错，对的打"✓"，错的打"×"。

① 小肠能消化碳水化合物、蛋白质和脂肪。　（　　　）

② 小肠有绒毛结构，所以能吸收很多营养。　（　　　）

③ 小肠太长了，所以会在肚子里打结。　（　　　）

02

沿着弯弯曲曲的小肠走，正确回答问题就能到达大肠。帮助食物找到正确的路吧。

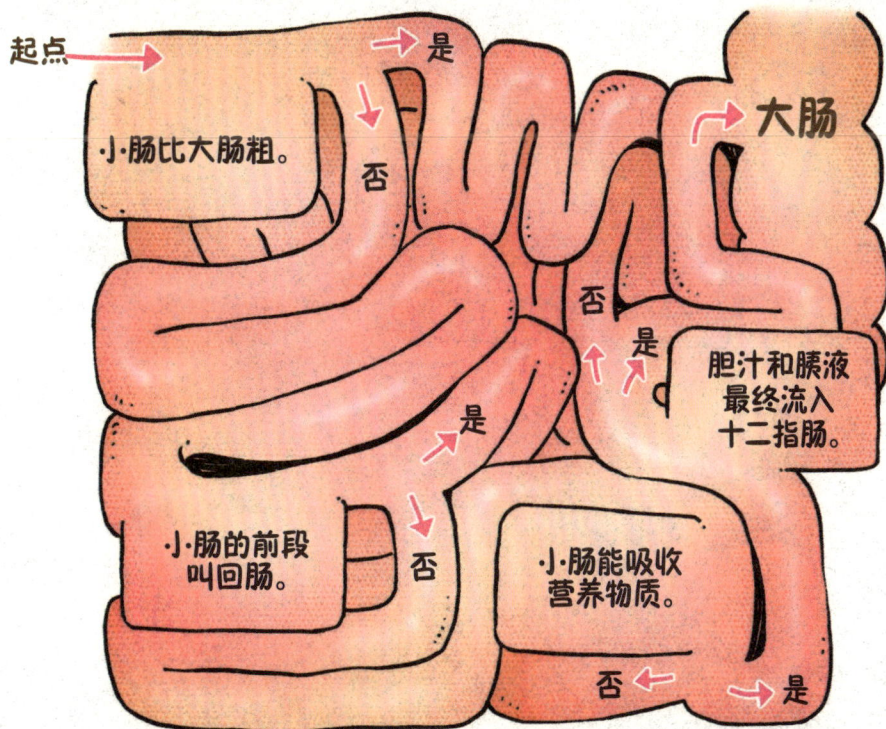

起点 →

是

→

否

大肠

小肠比大肠粗。

否

是

胆汁和胰液最终流入十二指肠。

↑

是

小肠的前段叫回肠。

否

小肠能吸收营养物质。

否 ←　→ 是

大肠是如何制造粪便的?

呀!
它在便便呢。

咦,小狗怎么摆出这么奇怪的姿势?

话说,便便是怎么产生的呢?

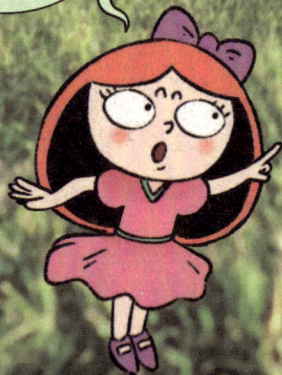

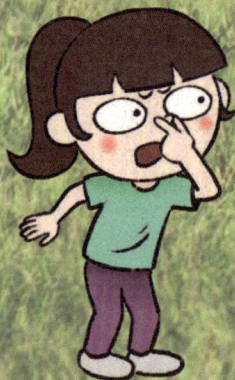

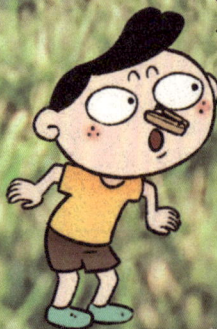

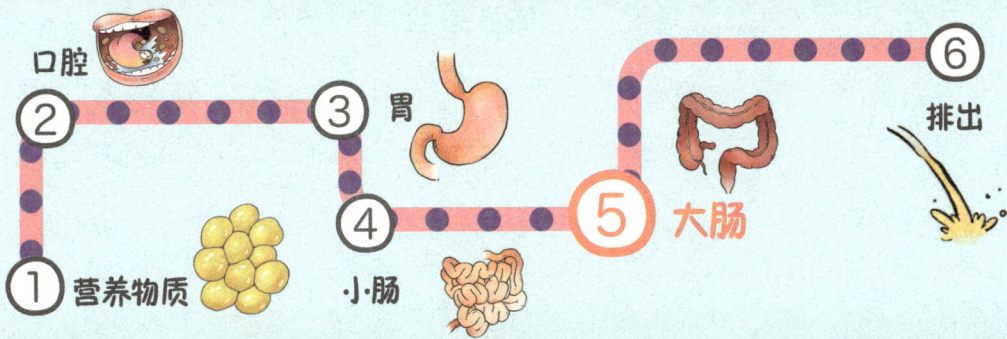

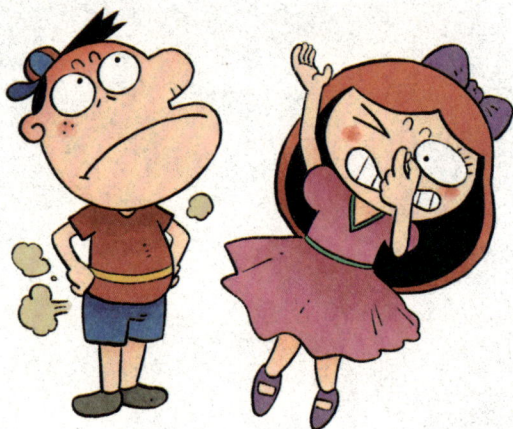

"噗——"

科学教室里突然响起了放屁声。

"呀！是谁放的屁！"

许多多大声喊道，何大壮的脸一下子变得通红。许多多瞪着何大壮，气呼呼地问：

"喂，怎么这么臭啊？"

"你以为我想放吗？我也没办法啊。"

何大壮噘着嘴说道，郭小豆在旁边帮腔：

"是啊，放屁这种事情确实不太好控制。"

这时，龙老师走进了科学教室。许多多赶紧跑过去，愁眉苦脸地诉苦：

"老师，有没有什么办法能让人少放点屁啊？或者有没有办法能减轻屁的味道啊？"

大肠里会产生什么?

"哈哈，何大壮又放屁了吗？"

"是啊！我实在忍不住了！老师，能不能教教我怎么才能少放点屁啊？"

"看来我们只好继续讲上节课的内容了。屁是在大肠里产生的，大肠是小肠后面的消化器官，它像围巾一样环绕在小肠的周围。"

郭小豆在旁边小声嘀咕：

"怎么突然就开始上课了？"

"哈哈，来看看这张图吧。大肠的直径有7—8厘米，长度大约1.5米。小肠有6米长，所以大肠差不多是小肠长度的四分之一。"

"不过大肠比小肠粗多了。"

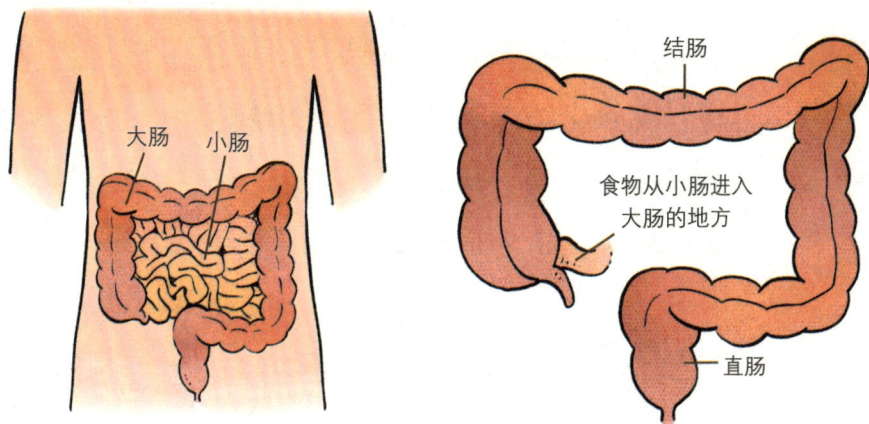

大肠 小肠

结肠

食物从小肠进入大肠的地方

直肠

▲ **大肠的位置和形状** 大肠由环绕小肠的结肠和末端直肠组成。当直肠里堆满便便时，人就会产生便意。

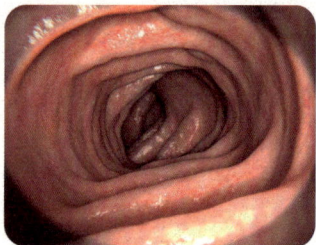

▲ **大肠壁** 与小肠不同，大肠壁很光滑。

龙老师的科学显微镜

人体内吸收水分最多的消化器官是小肠。整个消化系统每天会产生大约8升的消化液，消化液中含有大量水分。其中小肠会吸收7升，剩下的1升则由大肠负责啦。

"没错，简单来说，大肠比小肠粗但比小肠短。因为比较粗，所以大肠一次能容纳很多食物残渣。当然，括约肌会在入口处调节。"

罗喜喜翻看着之前的笔记问道：

"大肠也像小肠一样有绒毛吗？"

"哦，问得好。大肠没有绒毛，因为大部分营养物质都已经被小肠吸收了，大肠就不需要吸收那么多营养了。"

"那大肠是做什么的呢？"

"大肠最重要的工作就是把消化后剩下的残渣制成便便，然后通过肛门排出体外。所以大肠的壁面很光滑，方便食物残渣通过。来看看这张照片吧。"

"哇！好像一个洞穴啊。"

"哈哈，可以说这是便便诞生的洞穴呢。从小肠过来的食物残渣里还有一些未消化的营养物质和没被完全吸收的水分。大肠会吸收剩余的水分，这样食物残渣就变成了我们熟悉的便便模样，就是那种软软的团状物。"

"对啊，便便软软的才好排出来，嘻嘻！"

"不过呢，便便里除了食物残渣和水分，还

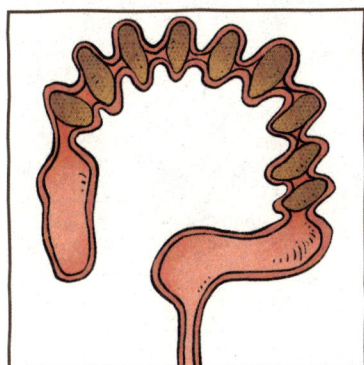
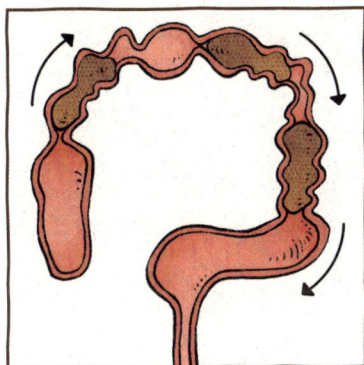

分节运动　　　　　　　　　蠕动

▲ **大肠的机械性消化** 大肠会做分节运动，把便便分成一个个大小合适的团块；此外大肠还会蠕动，像小虫子爬行一样慢慢把便便往后推。

有一个神秘的小家伙哦。"

　　"是什么呢？"

　　"那就是住在大肠里的微生物啦！这些微生物小得连肉眼都看不见。如果把便便里的水分都晾干，在剩下的干巴巴的便便里，有三分之一都是这些看不见的小生物呢！"

　　"啊？便便的三分之一都是微生物吗？"

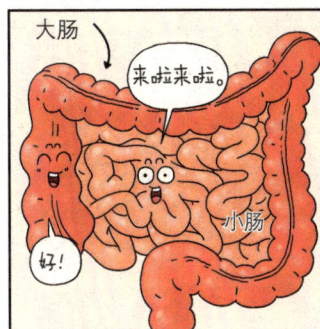

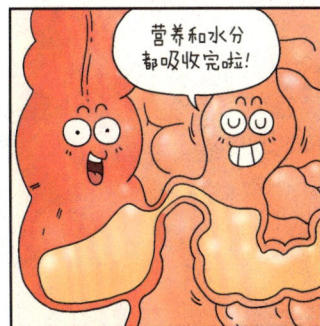

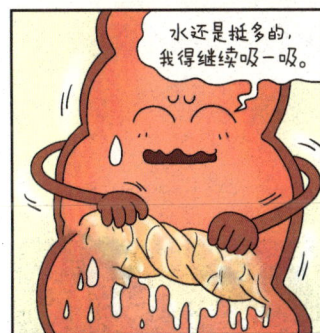

重点总结

　　小肠消化完的食物残渣会来到大肠，大肠会把残留在食物残渣中的营养和水分吸收掉，然后通过肛门把食物残渣排出体外，这就是便便啦。

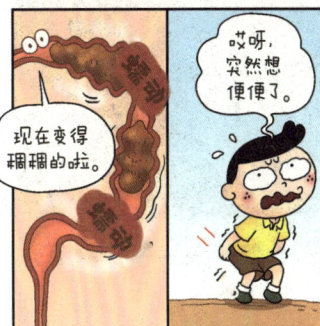

屁为什么这么臭?

　　"其实微生物遍布我们身体的每个角落呢。大家猜猜看,这些微生物加起来有多重? 大约有1.5—3千克哦! "

　　这时,何大壮低头看着自己的身体大叫:

　　"喂,你们这些微生物! 快给我消失! 害我这么胖! "

　　"别呀! 要是微生物都消失了可就麻烦啦。"

　　"为什么呀? "

　　"因为有些微生物可以帮助我们分解身体分解不了的营养物质,还能制造一些我们无法直接获得的营养呢。所以说,微生物对我们的身体很重要哦。"

　　"啊,真的吗? "

　　"是啊。特别是住在小肠和大肠里的微生物,我们叫它们'肠道菌群'。这些菌群主要是细菌,有对身体有益的好菌,也有对身体有害的坏菌,还有一些时好时坏的'墙头草'中性菌。"

　　"时好时坏? 这些菌也太没立场了吧。"

　　"哈哈,这种菌也是有用的哦。"

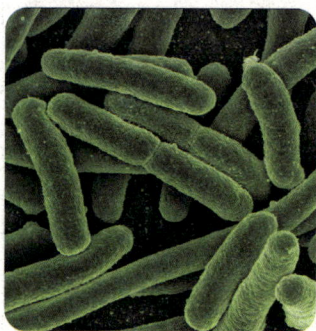

▲ 大肠杆菌——一种肠道微生物

"如果有害菌太多会怎么样呢？"

"如果大肠里的有害菌太多，就会经常放屁，而且特别臭。因为在分解食物残渣时，这些有害菌会产生一些很难闻的气体。"

何大壮低头看着自己的肚子说：

"原来放臭屁的罪魁祸首是住在我大肠里的那些有害菌啊。"

"哈哈，而且如果有害菌太多，便便的颜色也会变得不正常。正常便便是黄色或棕色的，不正常的便便则发黑发红。便便的样子也会变得不对劲，要么太稀，要么太硬。如果出现这些情况，就得考虑是不是大肠里的有害菌太多了。"

何大壮看着图片，担心地问道：

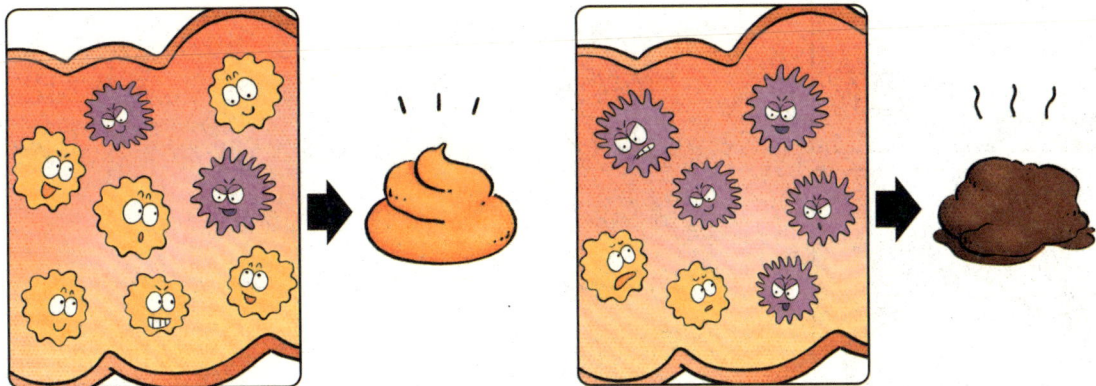

▲ **有益菌和有害菌数量理想的大肠** 有益菌占85%、有害菌占 15% 是最理想的情况，这时便便会呈现出健康的棕色。

▲ **有害菌增多的大肠** 经常放屁而且很臭，便便会太稀或太硬，颜色也会发黑发红。

我的体重增加了。

其中1.5—3千克是体内微生物。

啊? 我体内有微生物?

别担心，我们的身体也需要微生物。

我们能帮你分解那些消化不了的营养物质。

还能制造一些你自己制造不出来的营养呢。

分解!

啊，是吗? 谢谢你们。

即使在这么恶苦的环境里，我们也可以……

大肠

真的太感谢你们了!

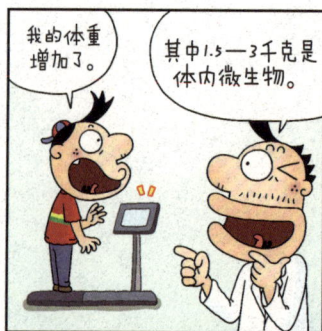

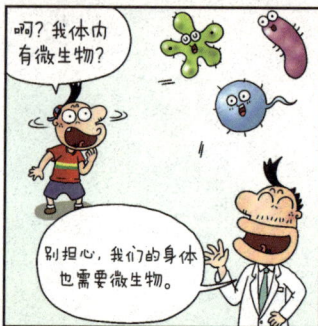

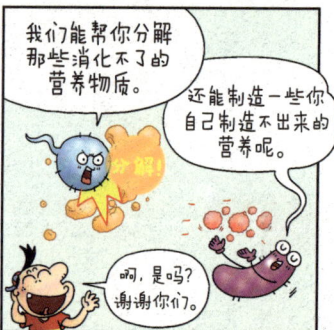

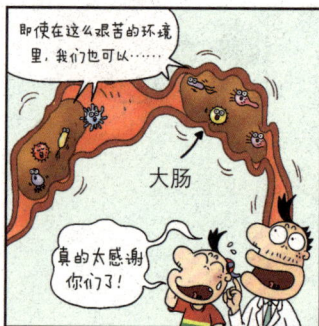

"老师，从我放屁的次数和味道来看，我体内的有害菌好像太多了。该怎么消灭这些有害菌呢？"

重点总结

人体的消化器官里住着许多肠道微生物，包括有益菌、有害菌和中性菌。通过观察放屁和便便的状况，我们就能知道消化器官是否健康。

憋着屁不放会怎样？

"不过也不能把有害菌全都消灭哦。"

"这又是为什么呀？"

"因为有一定数量的有害菌，反而能刺激有益菌更积极地工作。最理想的状态是有益菌、中性菌和有害菌的数量保持最佳比例。"

"但问题是我体内的有害菌好像太多了，要不您闻闻我的屁？"

"这个嘛……确实，你是该采取措施适当减少一些有害菌了。这样吧，你最近少吃点肉，因

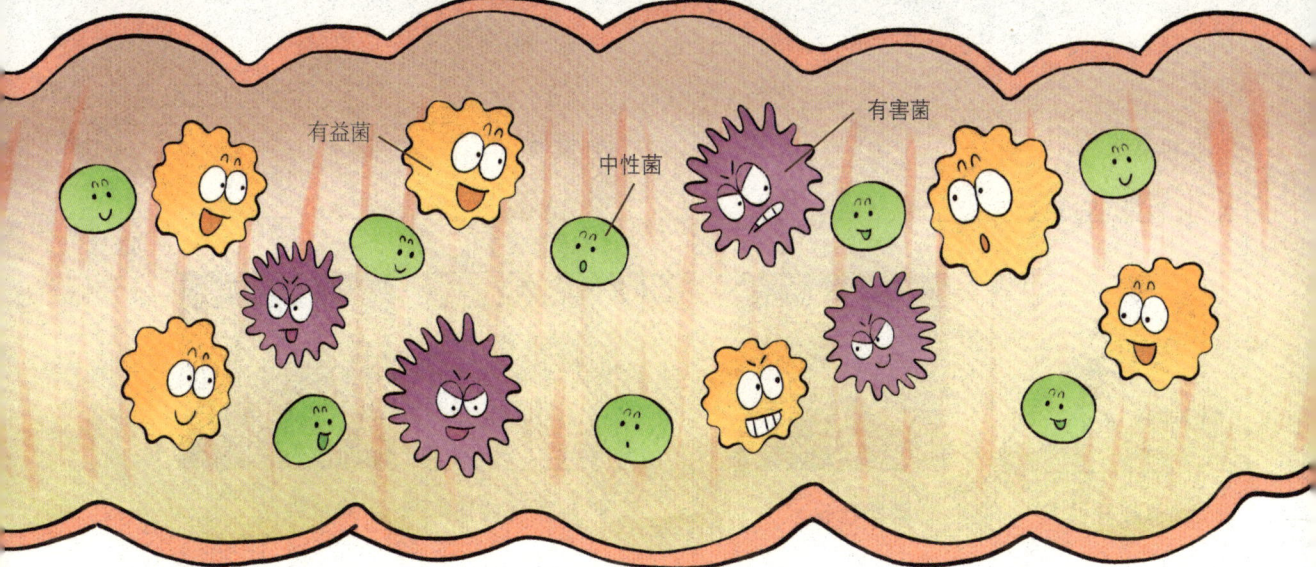

▲ **消化道里的肠道微生物** 虽然一部分大肠微生物会随着便便排出体外，但留在大肠里的微生物能迅速繁殖，补充数量，肠道微生物的种类和数量也因此保持稳定。要想让消化器官保持健康，就要让有益菌、有害菌和中性菌的种类和数量保持最佳比例。

为有害菌特别喜欢脂肪和蛋白质，吃太多肉会促进有害菌繁殖。"

何大壮的表情立刻暗淡下来。

"让我少吃肉？"

"对啊，而且如果想增加有益菌，多吃蔬菜和水果就行了，海带和裙带菜等海藻类食物也很好。"

"不要啊！"

何大壮抱着头大叫起来，其他同学都哈哈大笑。龙老师安慰他说：

"就算消化系统很健康，大家也要坚持吃蔬菜水果，保持有益菌的数量哦。对了，你们听说过乳酸菌吗？"

> **罗喜喜的科学词典**
>
> **海藻类** 生活在海洋里，能吸收阳光并直接制造养分的生物。我们常吃的海带、裙带菜、紫菜等都属于海藻类。
>
> 海带

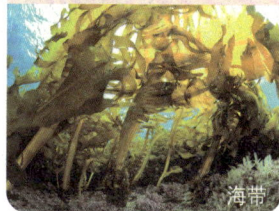

有益菌 主要指有助于消化的乳酸菌等。下面这些菌都属于有益菌。

有害菌 会引起食物中毒或肠炎等疾病，导致腹痛或腹泻。

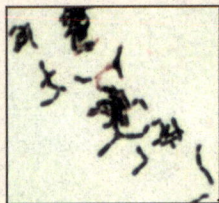
▲ 双歧杆菌

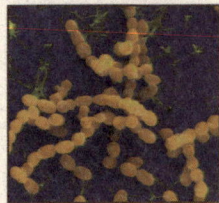
▲ 乳酸杆菌

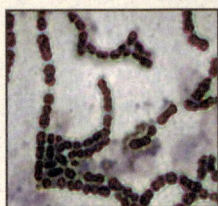
▲ 产气荚膜梭菌

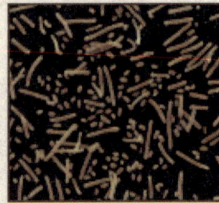
▲ 艰难梭菌

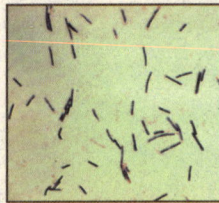
▲ 链球菌

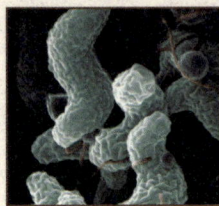
▲ 空肠弯曲菌

罗喜喜的科学词典

膳食纤维 由许多糖分子结合而成的碳水化合物，结构复杂，也叫纤维素或纤维。膳食纤维分解后产生的物质有助于预防多种疾病。

"乳酸菌？好像在哪儿听过……"

"乳酸菌生活在大肠里，是有助于消化的有益菌，它们能分解蔬菜和水果中的膳食纤维。人体无法消化膳食纤维，所以膳食纤维会原封不动地到达大肠，这时候乳酸菌就来帮忙分解啦。分解后产生的物质对身体大有好处哦。"

"原来大人让我们吃蔬菜是因为这个啊！"

"没错！而且膳食纤维就像小扫把一样，在移动过程中可以把大肠清理得干干净净，这样大肠就会变得特别健康！"

何大壮下定决心说道：

"好吧，从今天开始我要多吃蔬菜水果，大家就等着瞧我的屁味会有什么变化吧。"

同学们都皱着脸捂住了鼻子。龙老师清了清嗓子继续说道：

"想放屁的时候千万别憋着。要是经常憋着屁不放，屁就会积在大肠里，影响消化……"

何大壮得意扬扬地插嘴说：

"看吧，以后我放屁的时候你们可别抱怨啦。"

"如果屁一直留在体内，最后会被血液吸收。这样一来，屁就会随着血液在全身循环，有时会变成尿液排出，有时还会从嘴里呼出来。"

"啊？屁会从嘴里出来？"

"快堵住何大壮的嘴！"

"哈哈哈！今天的课就上到这里吧！"

感觉有点不对劲。

唔！

嗯……果然不太对劲。

呀！这是怎么了？

放屁比平时更臭，便便也特别硬。

看来是肠道里的有害菌变多了。

摄入膳食纤维后，有益菌会增多，屁就不会那么臭了，便便也会变软的。

啊！

重点总结

肉类含有丰富的蛋白质和脂肪，吃太多肉会增加肠道里的有害菌，多吃含膳食纤维的蔬菜、水果则会增加有益菌。乳酸菌能分解膳食纤维，有助于消化。

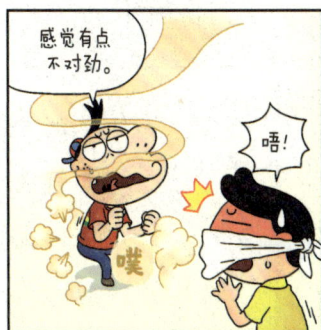

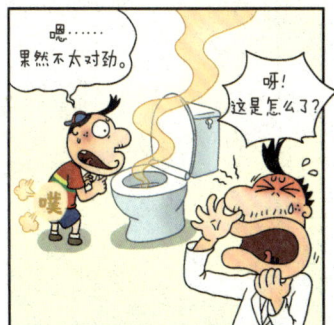

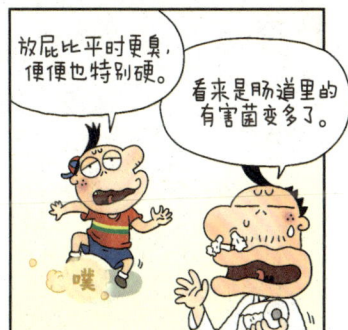

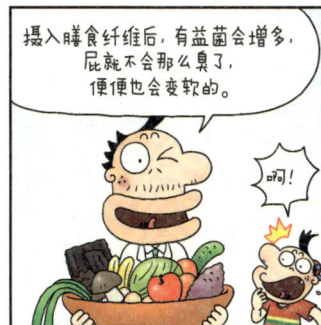

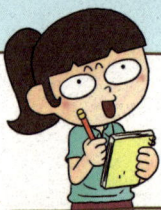

罗喜喜的学习笔记

1. 大肠的形状和特征

　① 直径7—8厘米，长约1.5米，比小肠短而粗。

　② 环绕在小肠的周围。

2. 大肠的消化作用

　① ⓐ 　　　　　 中的食物残渣送达后，大肠会吸收残留的水分和少量营养物质。

　② 将食物残渣制成 ⓑ 　　　 排出体外。

3. 便便

　① 由消化后剩余的食物残渣、水分和肠道微生物等构成。

　② 在大肠中形成，从肛门排出。

4. ⓒ 　　　　　

　① 生活在小肠和大肠等消化器官中的微生物。

　② 包括有助于消化的有益菌、引起疾病的有害菌，以及随情况变化的中性菌。

　③ 典型的有益菌是能分解 ⓓ 　　　　　 的乳酸菌。

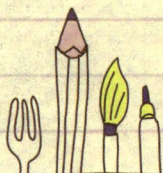

ⓐ 小肠　ⓑ 便便　ⓒ 肠道微生物　ⓓ 糖类等营养物质

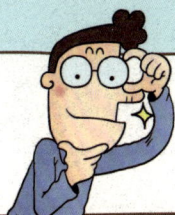

科学小达人 🧪 大挑战！

01

同学们正在讨论这节课学到的内容。请判断对错，对的打"√"，错的打"✗"。

① 大肠比小肠长。 （　　　　　）

② 大肠会把食物残渣制成便便。 （　　　　　）

③ 通过观察屁和便便可以判断消化器官是否健康。 （　　　　　）

02

观察下面的提示句，在方格中连接汉字（横向、纵向或斜向），找出正确的词语。

① 大肠会从食物残渣中〇〇水分，制成便便。

② 大肠里住着很多肠道〇〇〇。

③ 多吃含〇〇〇〇的蔬菜、水果可以让大肠更健康。

膳	道	肝	微
食	舌	生	消
纤	物	吸	化
维	胆	收	液

93

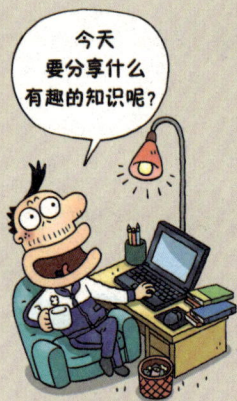

今天
要分享什么
有趣的知识呢?

穿过我们身体的隧道

你知道吗? 在我们身体中有一条"隧道", 那就是消化道。从嘴巴开始, 经过食管、胃、小肠、大肠, 一直到肛门, 全部是贯通的, 而且食物只能朝着肛门的方向单向移动哦。

让我们来做个有趣的想象游戏吧! 假如你张大嘴

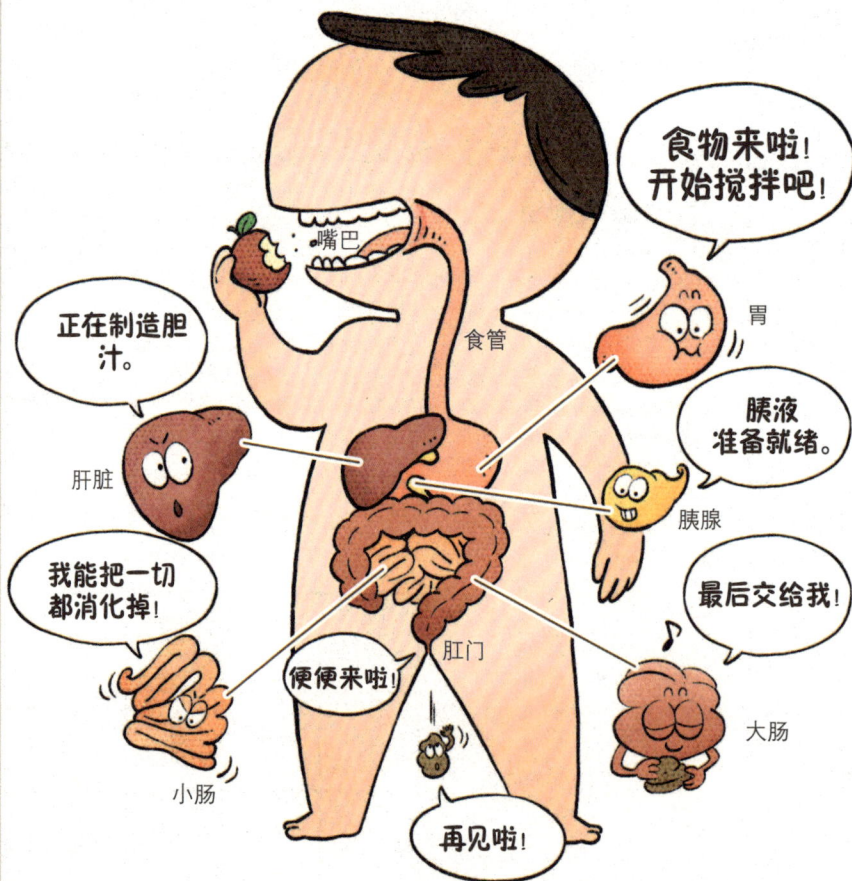

食物来啦!
开始搅拌吧!

正在制造胆汁。

胰液
准备就绪。

我能把一切
都消化掉!

最后交给我!

便便来啦!

再见啦!

嘴巴

食管

胃

肝脏

胰腺

肛门

小肠

大肠

▲ 消化系统的整体结构

巴，所有消化器官括约肌都打开了，从喉咙一直到肛门，全都敞开着，这时从嘴巴里吹进一股风，会发生什么呢？这阵风会毫无阻碍地穿过食管、胃、小肠、大肠，从肛门出去，就像风吹过甜甜圈中间的洞一样。

这是什么意思呢？这说明食物经过消化道其实跟经过身体的外面一样，就像穿过甜甜圈的洞并不是穿过甜甜圈的内部，而是外部。

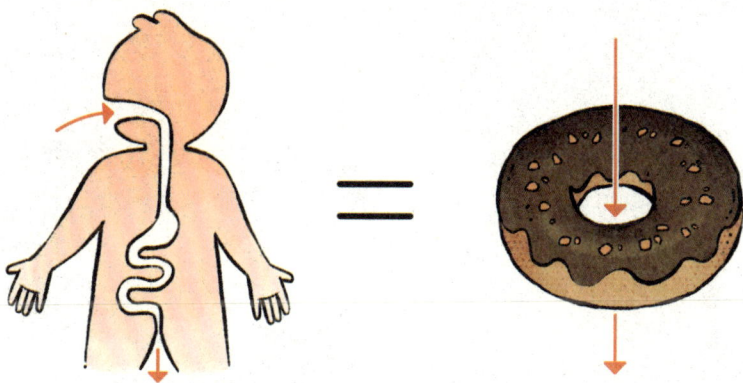

虽然消化器官在我们体内，但从某种意义上来说，它是暴露在外面的。所以科学家们有时候也说消化道内部其实是体外环境。怎么样？消化器官明明在身体里面，却又通向外面，这样的结构是不是特别神奇呢？

欢乐留言板

原来消化道可以说是体外循环啊！

所以消化液里需要含有能杀死细菌的物质。

那我以后用口水消毒。

喂喂！只消毒你自己的身体就好啦！别喷得到处都是。

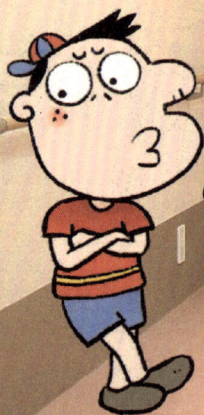

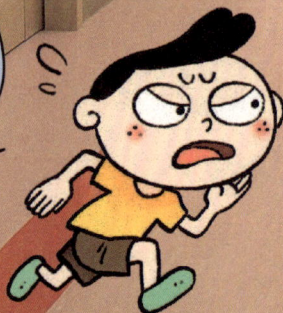

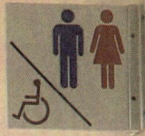

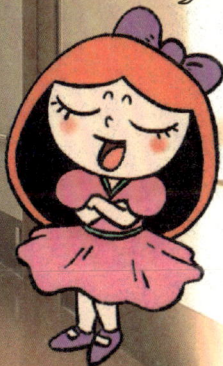

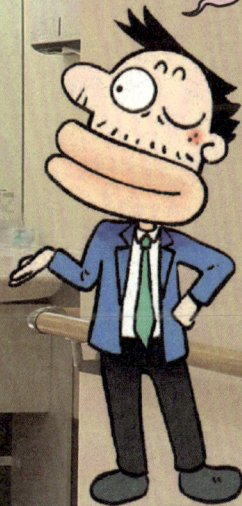

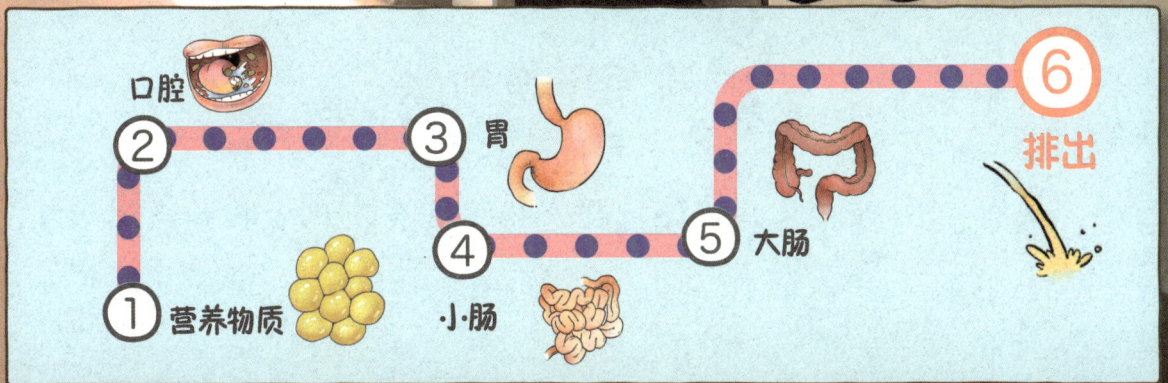

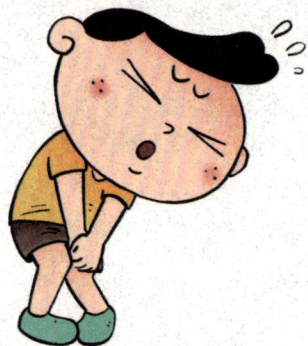

郭小豆慌慌张张地跑进科学教室，龙老师说道：

"上完厕所了吗？"

"呼，憋得太久了，差点就尿裤子了。"

"以后想小便的时候要及时去厕所哦。"

"老师，为什么我们要小便啊？跑厕所好麻烦。"

"是有点麻烦，但为了身体健康，想小便的时候一定要及时上厕所哦。"

"为什么呀？"

排便不是排泄？

"还记得消化器官会消化食物并吸收营养

吗？当细胞利用这些营养物质产生能量的时候，还会产生一些对身体有害或人体不需要的物质。我们称这些物质为废物，废物肯定是要排出体外的呀。"

"废物？那小便就是在排废物吗？"

"尿液里含有废物，比如**二氧化碳**、水和尿素。"

"水也是废物吗？水不是营养物质吗？"

"多余的水也是废物哦，身体不需要的那部分就属于废物。"

"啊，原来是这样。"

"废物中的二氧化碳会先跑到肺里，然后随着我们呼气从鼻子和嘴巴出来。至于水啊，它有三条'出口'，可以跟着呼出的气体变成水蒸气溜出去，也可以通过皮肤变成汗水流出来，还能变成尿液排出去呢。身体排出废物的过程叫作排泄，负责排泄的器官就叫排泄器官。"

"那排便也是**排泄**吗？"

"不是，排便叫排遗，不叫排泄，便便和废物可不一样。"

"排遗？为什么排便叫排遗啊？"

龙老师的科学显微镜

身体里产生的二氧化碳会移动到肺部，然后随着呼气从鼻子或嘴巴排出。在我们呼出的空气中，二氧化碳占 3%，比我们吸进去的二氧化碳含量多了 100 多倍呢！

罗喜喜的科学词典

排泄 把身体产生的有害或不需要的物质排出体外，小便和出汗都是排泄哦。

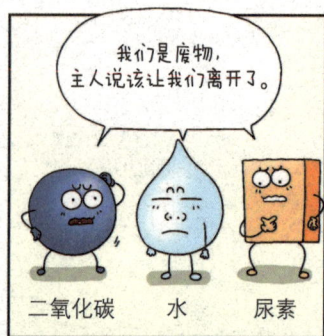

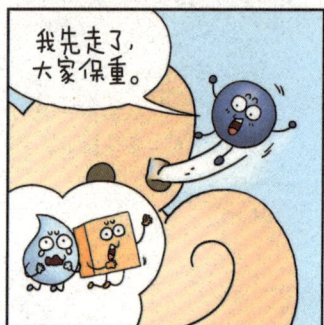

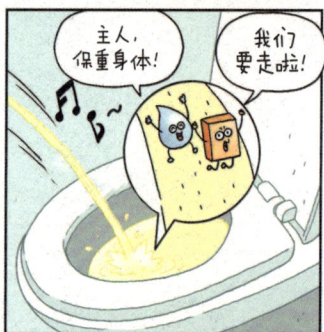

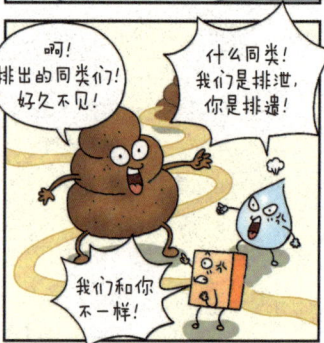

"再来回顾一下什么是废物吧！废物是细胞利用营养物质产生能量过程中新产生的物质。也就是说，这些物质虽然是人体产生的，但因为对人体有害或者人体根本不需要，所以必须排出去。这就是为什么我们把排出废物叫排泄，而把排出便便叫排遗。"

"那便便不是废物，又是什么呢？"

"便便只是食物消化后剩下的残渣，不是身体新产生的物质。"

"啊，原来如此！那从今以后我就可以说'我去排遗'了。"

"哈哈！这样说也行，不过直接说'我去拉便便'也可以。"

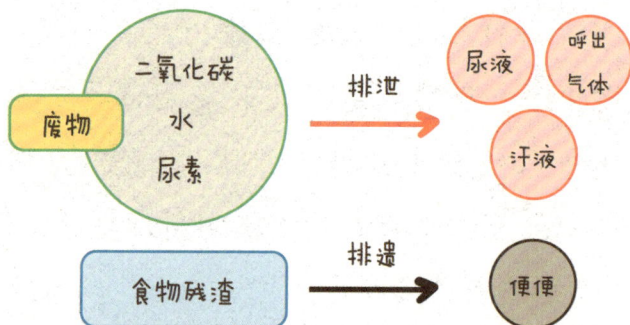

重点总结

当细胞利用营养物质产生能量时，会产生对人体有害或人体不需要的废物，废物包括水、二氧化碳和尿素。通过呼出气体、汗液和尿液把废物排出体外的过程叫作排泄。

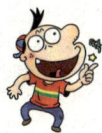

一天会产生多少尿液？

"老师，您忘记说氨了，氨是从哪里排出去的呢？"

"氨是通过尿液和汗液排出的。还记得吗？氨是蛋白质分解时产生的物质。"

"记得！我还记得它很难闻。"

罗喜喜皱着眉头嘟囔。

"哈哈，氨不仅味道难闻，而且毒性也很强，所以它会先到肝脏，**肝脏会把它变成毒性较弱的尿素。**"

"尿液是肝脏制造的吗？"

"不是哦，在肝脏完成变身之后，氨（尿素）会通过血管到达肾脏，然后变成尿液。"

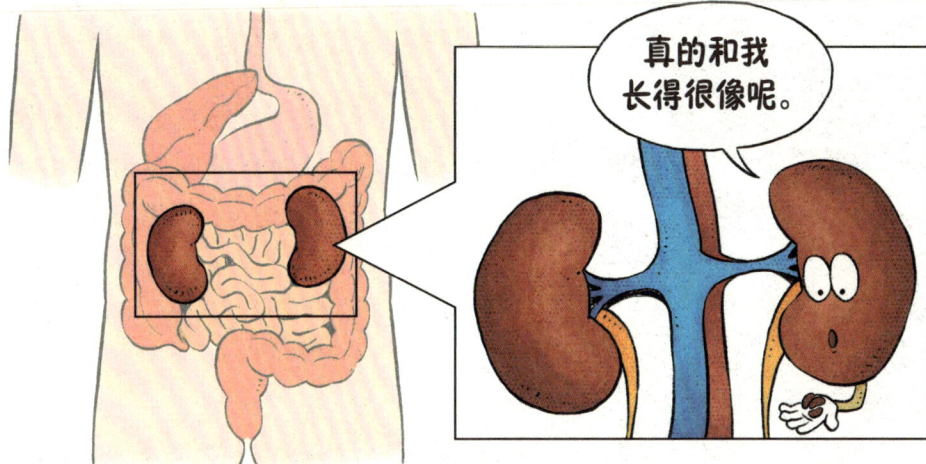

真的和我长得很像呢。

▲ **肾脏的位置和形状** 腰部后方的左右两边各有一个肾脏，它们位于小肠和大肠的后方，右肾上面有肝脏，所以右肾的位置比左肾稍低一些。

"肾脏有两个啊？真的像两颗豆子站在一起一样。"

"对啊，肾脏的形状像豆子，颜色发红，大小和拳头差不多，位于腰部后面两侧。"

"感觉好可爱啊。"许多多感叹道。

龙老师微笑着说：

"从肝脏来的废物会和血液一起进入肾脏的中间部分，然后扩散到外层。**肾脏外层就像滤纸一样**，会把血液中的废物过滤出来，然后送到膀胱。"

"膀胱？就是储存尿液的地方吧？"

"没错，准确地说是储存尿液的器官。当膀胱里积满尿液时，人就会有尿意，然后……"

"就得赶紧跑厕所啦！"

"对啦！每天流经肾脏的血液量约有200升，其中1.5—2升会被过滤成尿液。"

过滤废物的部分

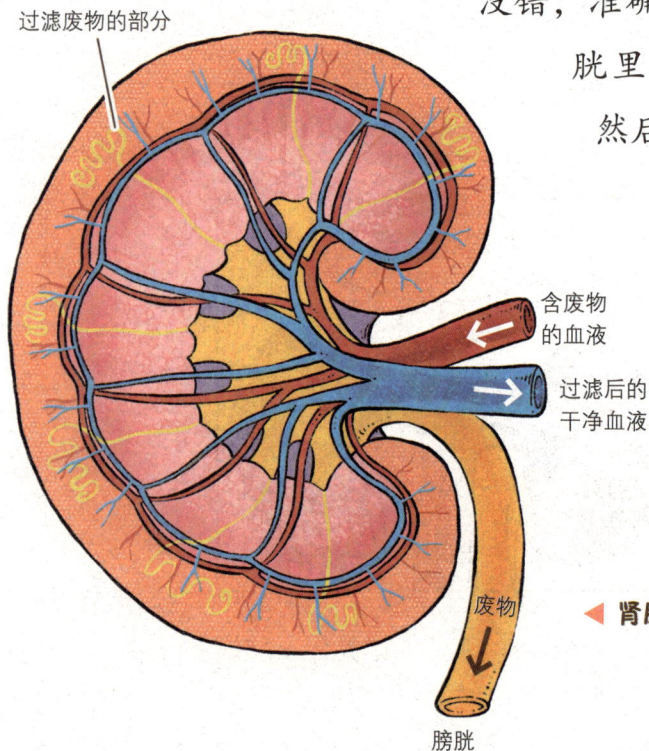

含废物的血液

过滤后的干净血液

废物

膀胱

▲ **肾脏的结构** 废物在肾脏外层被过滤后会流向膀胱。

"老师，那为什么我有的时候尿多，有的时候又尿少呢？"

"这是很正常的哦，尿量会随着不同情况而变化。"

这时，郭小豆举手说道：

"我知道为什么！喝水多的时候尿就多，对吧？"

龙老师笑眯眯地回答：

"哈哈，答对啦。喝水多的时候，尿液里的水分就会增多，尿量自然就多了。真聪明！"

"耶！"

"不过呢，因为水分变多了，尿液就会被稀释，颜色也会变浅哦。"

"这倒也是，加入更多水颜色当然会变淡啦。"

"而且出汗也会影响尿液的量。"

"出汗？"

重点总结

氨在肝脏转变成毒性较弱的物质后，会到达肾脏成为尿液的成分。尿液储存在膀胱里，然后排出体外。

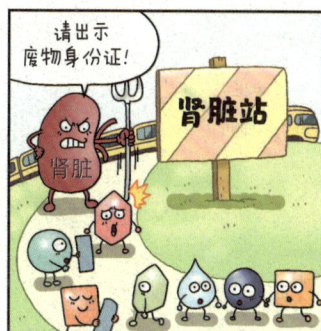

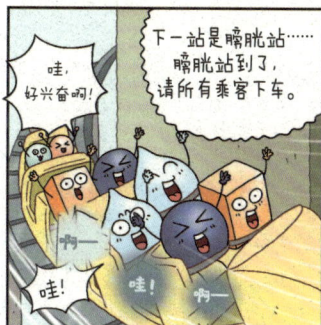

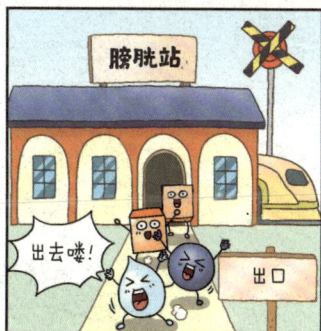

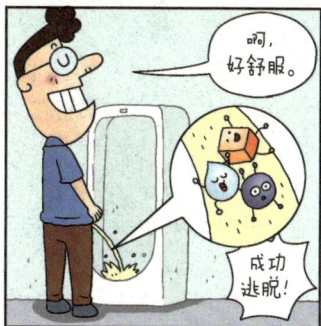

皮肤也会排泄？

"刚才老师说过，废物也会通过皮肤以汗液的形式排出体外，对吧？根据出汗的多少，尿量也会发生变化。夏天出汗多，尿液就比其他季节少；冬天出汗少，尿液就会变多。"

"哦，那出汗的皮肤也是在排泄吗？"

"是的，如果把皮肤放大来看，会看到毛发和汗孔，汗孔下面有产生汗液的汗腺。汗腺看起来就像一团细线缠在一起，周围都是毛细血管。"

"哇，汗孔那么小，看都看不清，它下面竟然还有汗腺，而且还被毛细血管包围着，真神奇。"

"哈哈，汗腺会从流经毛细血管的血液中过

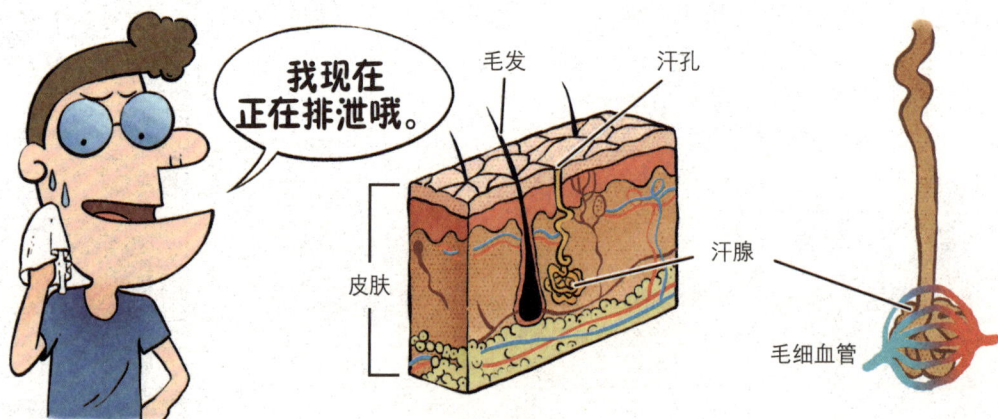

我现在正在排泄哦。

毛发　汗孔

皮肤

汗腺

毛细血管

▲ **汗腺的结构** 汗腺会过滤毛细血管中的废物，然后将其通过汗孔排到皮肤外面。

滤出废物，把它们集中起来，然后通过汗孔排出体外，这就是我们的汗水啦。"

"原来踢足球时额头上哗哗流汗，都是汗腺在捣鬼。"

"人体有 200—400 万个汗孔呢，我们每天要通过这些小孔排出 500—1000 毫升的汗。要是在特别热的夏天进行剧烈运动，汗水可能是平时的 10 倍哦。"

"牛奶盒上不是写着500毫升、1000毫升吗？一天真的会出这么多汗吗？"

"就是这么多。"

郭小豆一脸惊讶。

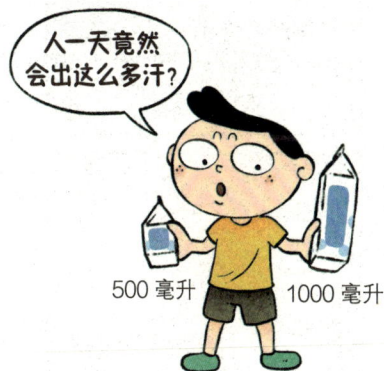

人一天竟然会出这么多汗？

500 毫升　　1000 毫升

"出汗不仅能排出废物，还能保持体温稳定，其实这才是出汗最重要的作用。"

"汗水是怎么调节体温的？"

"天热出汗的时候，身体会变凉快。因为出汗时皮肤会被汗水打湿，汗水蒸发时会带走皮肤表面的热量，所以出完汗后体温就会降低。"

"对啊！踢完足球出了一身汗，这时候吹吹风，那叫一个舒服啊。"

"那冬天呢？"

到肾脏还要很久

什么时候才能到肾脏啊？

太远了。

毛发

汗腺

这是哪里啊？

皮肤好像就在附近……

那边有个洞！

好想从那个洞出去哦！

哇，出来啦！

终于逃出来啦！

皮肤

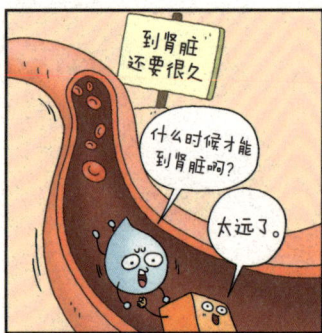

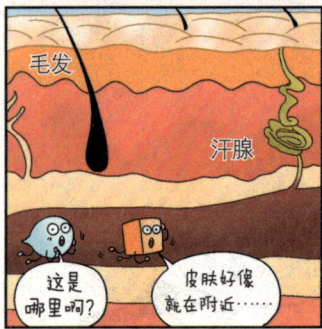

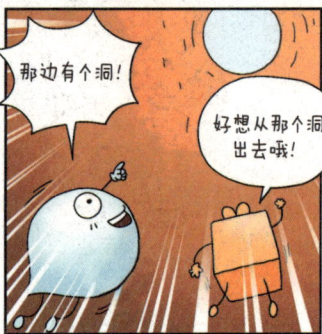

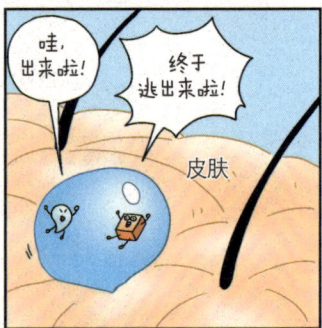

"冬天就不会出那么多汗了，因为出汗会散失热量，让身体变冷。"

"哇，原来汗水这么重要啊。"

"而且汗水的含水量更多，废物反而很少，所以汗的味道也没有尿液那么难闻。"

"还好汗水不会有尿液的气味。"

"汗水有尿味，光是想想就受不了。"

同学们装模作样地扇着手。许多多歪着头问道：

"但是出汗多的时候也会有汗臭味啊，虽然不是尿味，但也挺难闻的。"

"说得对，汗臭味确实让人讨厌。不过汗臭味并不是汗水本身的味道，而是皮肤上的细菌分解汗液中的废物时产生的味道。想要不臭，勤洗澡就好啦。"

郭小豆举手说道：

"老师，要是我憋不住想小便，故意去跑跑跳跳出一身汗，是不是就不会那么着急上厕所了呀？"

"那可不行。等你感觉想小便的时候就已经晚啦，因为那时候膀胱已经满了，就算出再多

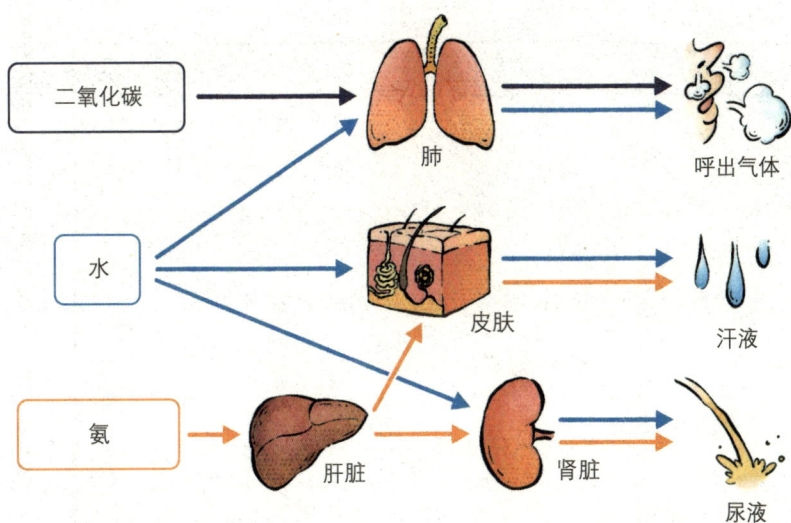

二氧化碳 → 肺 → 呼出气体

水 → 皮肤 → 汗液

氨 → 肝脏 → 肾脏 → 尿液

▲ **废物的排泄过程**

汗也没用了。"

　　"看来想小便的时候只能乖乖去厕所了。"

　　"对啊，都记住了吗？想小便的时候要马上去厕所哦。好啦，关于消化和排泄的课就上到这里！"

重点总结

　　皮肤下面的汗腺会从血液中过滤出废物，然后送到汗孔。汗孔会把汗液排到皮肤外面，同时排出废物。汗液还能帮助调节体温，保持体温稳定。

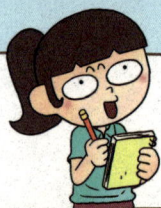

罗喜喜的**学习笔记**

1. 废物和排泄

① 废物

· 对人体有害或人体不需要的物质，产生于细胞分解营养物质产生 ⓐ _____ 的过程中。

· 包括水、二氧化碳和 ⓑ _____ 等。

② 排泄

· 将废物排出体外的过程。

· 通过呼出的气、汗液和 ⓒ _____ 排出废物。

2. 排泄器官

① ⓓ _____

· 形状像豆子，大小如拳头，位于腰部后方，一共有两个。

· 过滤废物后送到 ⓔ _____ 。

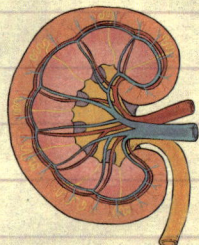

② 汗腺

· 从血液中过滤废物，通过皮肤的汗孔排出汗液。

· 还能通过调节汗液量来维持体温。

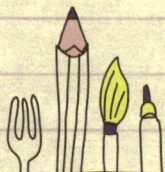

ⓐ 能量 ⓑ 含氮废物 ⓒ 尿液 ⓓ 肾脏 ⓔ 膀胱

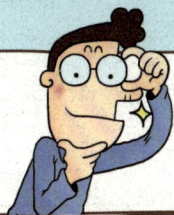

●答案在第116页

01

同学们正在讨论这节课学到的内容。请判断对错,对的打"✓",
错的打"✗"。

① 把废物排出体外的过程叫排泄。 ( )

② 尿液是在肝脏里制造的。 ( )

③ 便便是废物。 ( )

02

按顺序连接下列句子中应该填入的词,就会得到一个图形。
找出答案并画出这个图形。

产生 □□ 的过程伴随着水、□□□□ 和尿素的生成,其中
对身体有害或不需要的物质叫作 □□,人体通过呼出气、汗
液和 □□ 把这些物质排出体外。

起点/终点

废物 · · 二氧化碳

能量 · · 尿液

龙老师的科学小课堂

欢迎大家来到
科学界的人气明星
——龙老师的科学小课堂。

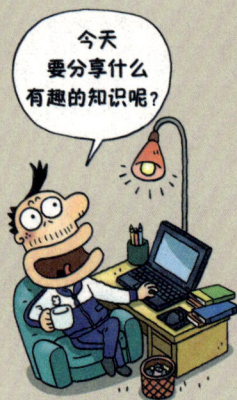

> 今天要分享什么有趣的知识呢?

便便和尿液的体内逃脱记

尿液 你是怎么从大肠里排出来的?

便便 我经历了好多坎坷呢! 先是在嘴巴里被嚼得稀烂, 到了胃里又被搅成了粥糊糊, 好不容易到了肠子里, 又被榨得一干二净。千辛万苦爬到直肠了, 我脑子里就只有一个念头: 快点让我出去吧!

尿液 你准备怎么出去呢?

便便 直肠末端的肛门就是我的逃生出口, 虽然括约肌紧紧地收缩着, 把出口关得严严实实的。

尿液 原来你要从肛门出去啊, 具体是怎么做的呢?

便便 因为越来越多的便便涌进直肠, 直肠实在撑不住了, 这时候主人就会产生便意。

尿液 原来是直肠装满了, 才会有便意啊!

便便 是啊, 我们开始使劲往肛门挤。大家齐心协力, 括约肌就放松了, 紧闭的肛门也打开了, 这样一来我们就能被排出体外啦!

尿液 恭喜! 经历这么多坎坷终于被排出体外了。

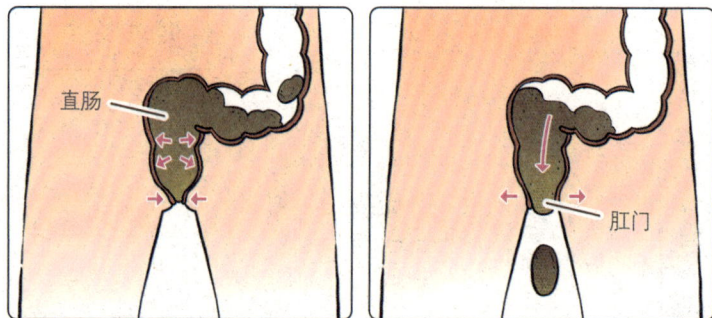

直肠　　　肛门

▲ **便便排出的过程** 直肠装满便便时，人就会产生便意。排便时括约肌放松，肛门打开，便便就排出体外了。

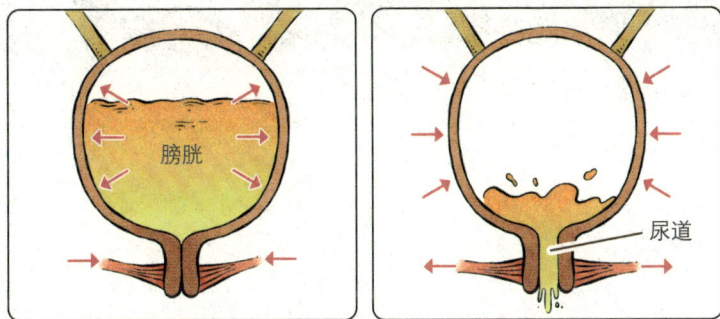

▲ **尿液排出的过程** 膀胱装满尿液时，人就会产生尿意。排尿时括约肌放松，尿道打开，尿液就排出体外了。

便便 你是怎么排出来的呀？

尿液 到了膀胱后，我就一直安静地等待时机。膀胱下面有尿道，长得像个小隧道，那就是我的逃生通道，不过那里的括约肌也紧紧地收缩着，把出口关得严严实实的。

便便 原来你要从尿道出去啊，然后要怎么做呢？

尿液 过一会儿，尿液就涨到膀胱顶部，这时候主人就会产生尿意。

便便 啊，原来是因为膀胱装满了，才会产生尿意啊！

尿液 对啊，不久括约肌就放松了，尿道也打开了。我们一下子就被吸进尿道里，等回过神来，已经排到体外啦！

便便 你也经历了一段不容易的旅程呢。

尿液 是啊，虽然过程辛苦，但只要坚持下去就会迎来幸福的时刻。

便便 没错，只要齐心协力就能克服困难。

欢乐留言板

虽然有点脏，但真感人……

└ 连大小便都是我们的老师。

└ 它们教会我们一个道理：装得太满就憋不住啦。

└ 喜喜真会抓住重点啊。

走进课本

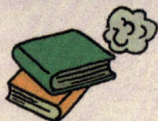

课本里是怎么讲的呢?

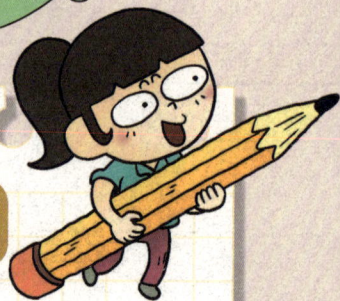

人教鄂教版小学三年级上册《科学》 | 食物的消化
人教版初中七年级下册《生物》 | 消化和吸收

我们吃下去的食物会变成什么样呢?

- **消化**
  - 把食物分解成小颗粒的过程
  - 消化器官:口腔、食管、胃、小肠、大肠、肛门
  - 辅助消化器官:肝脏、胆囊、胰腺

- **食物的消化过程**
  - 进入人体的食物会依次经过口腔、食管、胃、小肠、大肠进行消化。
  - 在消化过程中,食物中的营养物质和水分会被身体吸收,剩下的残渣则从肛门排出。

我们吃下去的食物就是这样变成便便的!

人教鄂教版小学三年级上册《科学》 | 食物的消化
人教版初中七年级下册《生物》 | 人体内废物的排出

我们的身体是如何排出废物的呢?

- **废物**
  - 在利用营养物质产生能量和维持生命活动的过程中产生。
  - 通过血液运输,然后经过排泄器官排出体外。

- **排泄和排泄器官**
  - 排泄:人体将二氧化碳、尿素,以及多余的水和无机盐等排出体外的过程。
  - 肾脏:过滤血液中的废物。
  - 膀胱:储存尿液,然后排出体外。

不只是尿尿,出汗也是排泄哦!

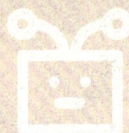

和课本说的原理一样呢!

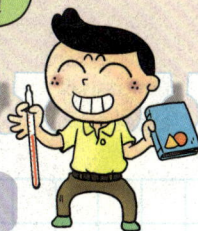

发生在我们体内的消化

·消化系统和消化器官

— 人体的消化系统是由消化道和消化腺组成的。包括口腔、咽、食道、胃、小肠、大肠、肛门、唾液腺、肝、胰等。

·营养物质的消化和吸收

— 在消化液的作用下，淀粉分解成葡萄糖，蛋白质分解成氨基酸，脂肪分解成脂肪酸和甘油单酯，然后被小肠绒毛吸收。

发生在我们体内的排泄

·排泄器官

— 参与废物排出过程的器官，包括肾脏、膀胱等。

·废物的产生和排泄

— 在消化碳水化合物、蛋白质和脂肪的过程中，会产生水、二氧化碳和尿素等废物。
— 水通过呼出气体、汗液和尿液形式排出。
— 二氧化碳经过肺部，从鼻子和嘴巴随着呼出气体排出。
— 经过肝脏解毒后，尿素通过肾脏以尿液形式排出，或通过汗腺以汗液形式排出。

有这些能过滤废物的器官，我们真幸运啊!

第1课

01 ① ✗ ② ✓ ③ ✗

02

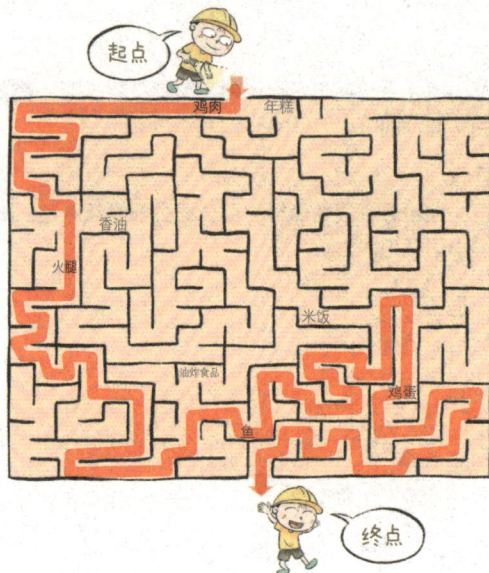

第2课

01 ① ✓ ② ✗ ③ ✓

02

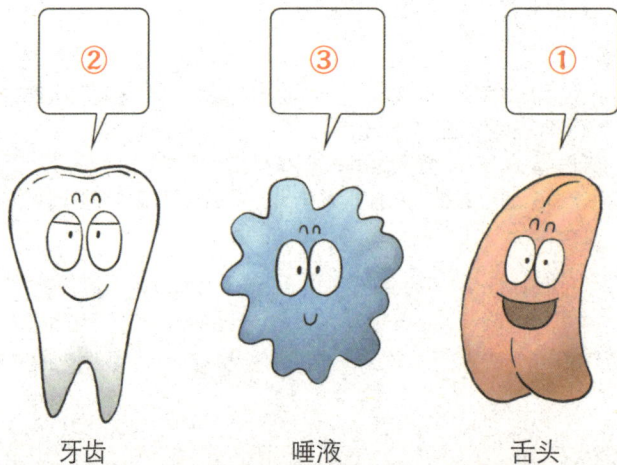

牙齿　　　　　唾液　　　　　舌头

第3课

01　　① ✗　　② ✓　　③ ✗

02

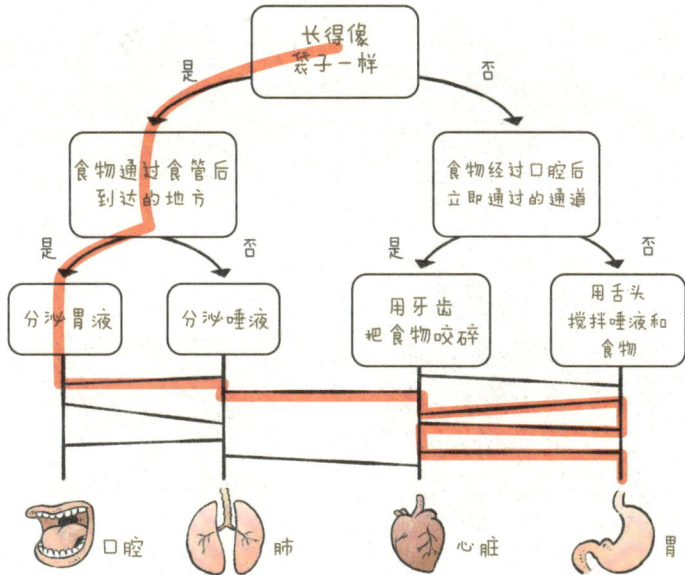

第4课

01　　① ✓　　② ✓　　③ ✗

02

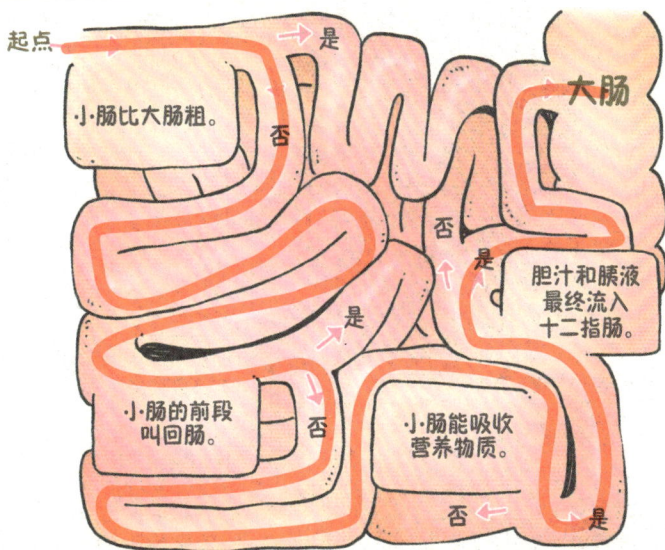

第5课

01　①✗　②✓　③✓

02

① 大肠会从食物残渣中（吸）（收）水分，制成便便。
② 大肠里住着很多肠道（微）（生）（物）。
③ 多吃含（膳）（食）（纤）维的蔬菜水果可以让大肠更健康。

膳	道	肝	微
食	舌	生	消
纤	物	吸	化
维	胆	收	液

第6课

01　①✓　②✗　③✗

02

产生（能）（量）的过程伴随着水、（二）（氧）（化）（碳）和尿素的生成，其中对身体有害或不需要的物质叫作（废）（物），人体通过呼出气、汗液和（尿）（液）把这些物质排出体外。

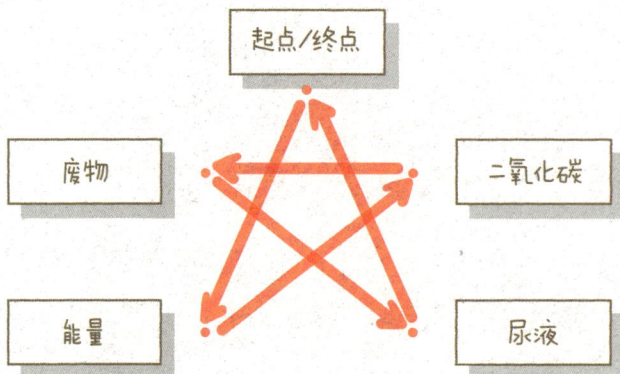

起点/终点

废物　　二氧化碳

能量　　尿液

Original Title: 용선생의 시끌벅적 과학교실13：소화와배설

Text by Sahoipyoungnon Research Institute

Illustrated by Hyeonsang Jo, Mr. Mung, Hyosik Yoon, Character by Wooil Lee

The Original Korean edition © 2020 published by SAHOI PYOUNGNON PUBLISHING CO., INC.

The Simplified Chinese Language Translation © 2025 SHAN DONG EDUCATION PRESS CO., LTD.

By Arrangement with SAHOI PYOUNGNON PUBLISHING CO., LTD Seoul, Korea through Bookzone Agency

All rights reserved.

中文简体字版由山东教育出版社有限公司在中国大陆地区独家发行

山东省著作权合同登记号 图字：15-2025-129号

图书在版编目（CIP）数据

　　神奇的身体隧道! / 韩国科学教育研究所编写；吴吉利译. -- 济南：山东教育出版社, 2025. 6. --（奇妙科学大揭秘）. -- ISBN 978-7-5701-3746-6

　　Ⅰ. R32-49

中国国家版本馆CIP数据核字第20256UX016号

责任编辑：顾思嘉

责任校对：舒　心

美术编辑：闫　姝

插　　图：〔韩〕赵贤相　　〔韩〕萌老师　　〔韩〕尹孝植

QIMIAO KEXUE DA JIEMI
奇妙科学大揭秘

SHENQI DE SHENTI SUIDAO！
神奇的身体隧道！　　　　　　韩国科学教育研究所　编写　∣　吴吉利　译

主管单位：山东出版传媒股份有限公司
出版发行：山东教育出版社
　　　　　　地址：济南市市中区二环南路2066号4区1号　　　邮编：250003
　　　　　　电话：（0531）82092660　　　网址：www.sjs.com.cn
印刷：山东星海彩印有限公司
版次：2025年6月第1版
印次：2025年6月第1次印刷
开本：787毫米×1092毫米　1/16
印张：7.5
字数：88千
定价：38.00元

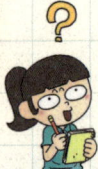

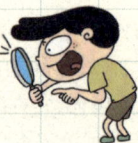

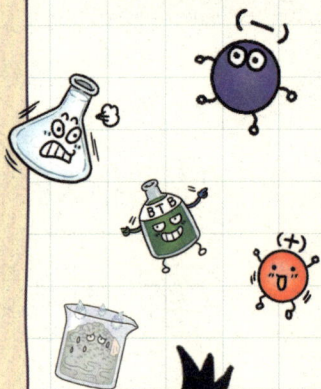

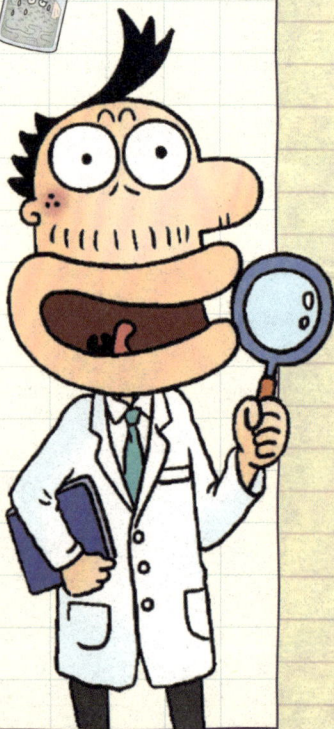

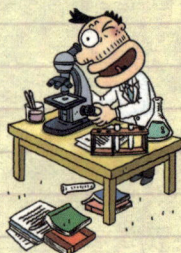

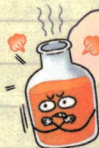

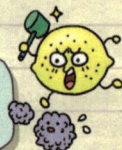

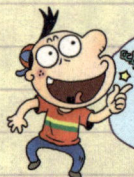

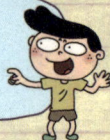